AF308613

DES

RUPTURES UTÉRINES

PENDANT LE TRAVAIL DE L'ACCOUCHEMENT

CONSIDÉRÉES SURTOUT AU POINT DE VUE

DES SYMPTOMES ET DU TRAITEMENT

DES

RUPTURES UTÉRINES

PENDANT LE TRAVAIL DE L'ACCOUCHEMENT

CONSIDÉRÉES SURTOUT AU POINT DE VUE

DES SYMPTOMES ET DU TRAITEMENT

PAR

Le Dʳ Jacques JOLLY

ANCIEN INTERNE LAURÉAT (1ʳᵉ MENTION 1867) DES HOPITAUX DE PARIS,
MÉDAILLE DE BRONZE DE L'ASSISTANCE PUBLIQUE
(Externat, 1867; internat, 1869).
ANCIEN ÉLÈVE DE L'ÉCOLE PRATIQUE
(Mention du choléra, 1865).

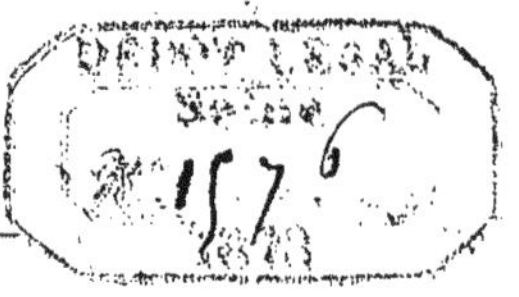

PARIS

ADRIEN DELAHAYE, LIBRAIRE - ÉDITEUR

PLACE DE L'ÉCOLE-DE-MÉDECINE.

—

1873

DES

RUPTURES UTÉRINES

PENDANT LE TRAVAIL DE L'ACCOUCHEMENT

CONSIDÉRÉES SURTOUT AU POINT DE VUE

DE LA SYMPTOMATOLOGIE ET DU TRAITEMENT

Ainsi que l'indique le titre même de ma thèse, je ne prétends pas faire en entier l'histoire des ruptures utérines. Ce scrait une tâche beaucoup trop grande pour mes forces, et mon ambition est plus bornée. Je veux simplement appeler l'attention sur quelques symptômes qui, bien que relativement rares, méritent cependant qu'on s'y arrête un instant; les uns parce qu'ils peuvent apporter des obstacles sérieux au diagnostic, tandis que la présence des autres fournit une preuve à peu près certaine de l'existence de la rupture utérine ; mais surtout, et c'est là l'objet capital de ma thèse, je désire m'occuper du traitement ou, pour mieux dire, de la conduite à tenir quand l'accident est arrivé, et du mode de délivrance à choisir. Dès l'abord je déclare que je soutiendrai surtout la gastrotomie, convaincu que je suis que de toutes les manières de terminer l'accouchement, elle est dans un grand nombre de cas, la meilleure et celle qui donne à la malheureuse patiente les plus grandes chances de guérison. Je ne me dissimule pas qu'il est peut-être téméraire à moi de défendre, dans cette école, l'opération césarienne. Mais outre que j'aborde un côté tout spécial de cette grande question, j'espère que les preuves que j'apporterai, les noms derrière lesquels j'abriterai mon inexpérience, excuseront et légitimeront ma témérité.

Jolly.

Mon travail repose sur l'analyse de 580 faits que j'ai puisés dans divers travaux sur les ruptures utérines et dans les recueils qui ont été à ma disposition.

Semblable travail a été entrepris avant moi par Trask qui dans deux mémoires publiés dans l'*American journal of medical sciences* de 1848 et de 1856 a ressemblé 417 cas de ruptures utérines. Cette statistique m'a fourni de précieux documents, j'ai dû lui faire plus d'un emprunt pour des faits dont il m'a été impossible de me procurer la source première, et si je ne l'ai pas acceptée tout entière, c'est que Trask a confondu dans sa monographie, et les ruptures utérines survenues pendant la grossesse et les déchirures du vagin, et enfin certains faits qui me paraissent bien plutôt des exemples de grossesse extra-utérine que des plaies de la matrice avec passage de l'enfant dans l'abdomen. J'ai donc dû faire un choix dans ses observatious, éliminant tout ce qui ne rentrait pas dans le cadre que je m'étais tracé, et n'acceptant, surtout pour les guérisons, que les faits dont l'authenticité me paraissait hors de doute. Autant que possible j'ai cherché à remonter aux sources, mais pour beaucoup d'observations je n'ai pu me procurer les recueils dans lesquels elles avaient été publiées, et j'ai dû me contenter des résumés plus ou moins fidèles qu'en donnaient les journaux que j'avais à ma disposition. J'ai pu cependant rectifier un certain nombre de points douteux et m'assurer par une lecture attentive que, plus d'une observation citée partout, sur la foi des traités, comme exemple incontestable de rupture utérine survenue pendant le travail ne devait en aucune façon être rangée dans cette catégorie et c'est de propos délibéré, que je n'ai pas mis dans ma statistique certains faits pour ainsi dire classiqres.

Je limite mon sujet à l'étude des ruptures utérines pendant le travail, c'est dire que j'élimine avec les perforations de la matrice pendant la grossesse, celles qui surviennent chez les femmes en couches, soit immédiatement après l'accouchement, par des manœuvres inhabiles pour extraire le placenta, soit plus tard par la chute d'escharres ou l'ouverture d'abcès. Je laisse aussi de côté ces petites déchirures bornées à la portion sous-vaginale du col utérin, c'est à peine si elles méritent le nom de plaies, et leur bénignité est telle qu'elles passent le plus souvent inaperçues et que les accoucheurs n'hésitent pas à les faire eux-mêmes dans certains cas. Je ne parle pas non plus de ces ruptures utéro-vaginales dans lesquelles le vagin est séparé à son insertion sur le col. Pour moi elles doivent rentrer dans les déchirures du vagin, et de celles-là, malgré leurs nombreuses analogies avec les ruptures utérines, je n'ai pas à m'occuper.

C'est à Celse, dit-on, qu'il faudrait remonter, pour trouver la première indication des ruptures utérines; mais le passage auquel on fait allusion est trop peu clair pour qu'il soit permis d'en rien conclure de décisif. Plater et, après lui Ambroise Paré, paraissent avoir observé des exemples de déchirure de la matrice; mais Guillemeau (1) le premier, en donne des observations confirmées par l'autopsie et en signale les causes; et après lui tous les auteurs qui se sont occupés d'accouchements mentionnent cette redoutable complication. Il faut arriver jusqu'à Crantz (2) pour trouver une étude spéciale et méthodique des ruptures utérines, et encore aujourd'hui presque tous les auteurs qui écrivent sur cette lésion font à sa dissertation de nombreux emprunts plus ou moins avoués. Après Crantz, ce sujet est l'objet de nombreuses recherches, et s'il nous fallait simplement mentionner les noms de ceux qui ont traité de cette matière ou ont publié des observations. il nous faudrait plusieurs pages. Aussi n'ayant pas l'intention de faire un historique complet nous contenterons-nous de citer quelques noms.

Au XVIIIᵉ siècle nous trouvons de nombreuses thèses et entre autres celle de By (3) soutenue sous les auspices de Deleurye, de Muller (4), inspirée par Haller, qui lui-même a publié plusieurs faits ; puis tous les traités d'accouchements et un assez grand nombre d'observations isolées, parues dans divers recueils. Parmi celles-ci beaucoup sont des cas de guérison après le passage du fœtus dans l'abdomen et son abandon dans cette cavité; mais

---

(1) Guillemeau. De la grossesse et de l'accouchement, t. II. Paris, 1621.

(2) Crantz. De Rupto in partus doloribus a fœtu utero. Lipsiæ, 1756. — Trad. française dans l'ouvrage de Puzos.

(3) By. De Rupto in partu utero. Thèses, Paris 1782.

(4) Muller. De Rupto in partu utero. Bale 1745.

la plupart sont loin d'être concluants et paraissent devoir être, à bon droit, considérés comme des cas de grossesse extra-utérine.

Parmi les Français, il nous faut encore citer Baudelocque qui, dans son traité d'accouchements (1), montre le peu de fondement de la théorie de Levret adoptée par Crantz, qui voit dans les mouvements fœtaux la cause des ruptures de l'utérus, et plus tard dans un rapport (2) se fait le défenseur de la gastrotomie. Deneux (3), qui dans sa thèse reproduit les opinions de Baudelocque, Lamare-Picquot (4), le mémoire de Mme Lachapelle (5), celui de Dezeimeris (6), le traité de Duparcque (7), les articles de Murat (8) dans le Dictionnaire en 60 volumes; celui de Paul Dubois (9) dans le Dictionnaire en 30 ; les thèses de Taurin (10), Rey (11), Frilleux (12), Poidevin (13), Mattei (14), Devillez (15), et enfin un chapitre de l'ouvrage de M. Hervieux (16).

En Angleterre, outre les mémoires de Douglas (17), qui dès 1785 montre la possibilité de la guérison des ruptures utérines, même alors que le fœtus est passé dans la cavité abdominale, de Den-

---

(1) Baudelocque. L'art des accouchements, Paris 1796. — 3ᵉ édition, t. II, p. 462.

(2) Idem. Rapport sur le travail de M. Piet, journ. gén. de méd., t. IV, p. 253.

(3) Deneux. Thèses de Paris, 1804.

(4) Lamare-Picquot. Thèses de Paris, 1822.

(5) Madame Lachapelle. Prat. des acc. — 8ᵉ mémoire, t. III, Paris 1825.

(6) Dezeimeris. L'expérience, 1838, t. III, p. 241.

(7) Duparcque. Hist. compl. des rupt. de l'utérus. Paris, 1836.

(8) Murat. Dict. des sciences méd., t. XLIX.

(1) P. Dubois. Dict. de méd., t. XXX, p. 314. Paris, 1846.

(2) Taurin. Thèses de Paris, 1853.

(3) Rey.   Id.   1854.

(4) Frilleux.   Id.   1856.

(5) Poidevin.   Id.   1859.

(6) Mattei. Thèses d'agrégation. Paris, 1860.

(7) Devillez. Thèses de Paris, 1870.

(8) Hervieux. Des maladies puerpérales. 1870, Paris, p. 283.

(9) Douglas. Observ. on a extraord. case of. Rupt., utérus. London, 1785.

man (1), Garthshore (2), Dewees (3), M. Keever (4), nous signalerons J. Ramsbotham (5), qui fait une étude assez complète des ruptures de la matrice, Simpson (6) qui, un des premiers, sinon le premier, appelle l'attention sur l'hydrocéphalie du fœtus comme cause de ces lésions. Les travaux de Roberton (7), Murphy (8), Campbell (9), de nombreuses leçons par Blundell (10), Lee (11), Rob. Collins (12), Tyler Smith (13), enfin les deux mémoires de Trask (14) et celui de Radford (15).

En Allemagne en même temps que de nombreuses thèses soutenues dans les diverses universités, il faut encore citer un mémoire de Ritter (16), que, à notre grand regret nous n'avons pu nous procurer; un autre de Bluff (17); le travail de Kayser (18), sur l'opération césarienne, et plus récemmment ceux de Lehmann (19) et de Franqué (20).

Enfin tous les traités d'acouchements français et étrangers, depuis Guillemeau, consacrent à cette lésion un chapitre plus ou

(1) Denman. On the rupture of the utérus. London, 1809.
(2) Garthshore. Lond. med. journ., t. VIII, 1787.
(3) Dewees. Essays on var subjects connect with. midwif. Philad. 1823.
(4) M. Keever. Pract. rem. on lacerations of the uterus. London 1824.
(5) J. Ramsbotham. Pract. observ. in midwifery. London 1842; 2e édition.
(6) Simpson. Obstetric memoirs, t. I, p. 653.
(7) Edimb. med. and surg. Journ. t. XLII, 1834, p. 51.
(8) Observ. on rupt. of the uterus. Dublin journ. t. VII, 1835.
( ) Edimb. med. and surg. journ , 1828, t. XXIX.
(10) Lancet, 1827-28, t. II.
(11) Lect. on Midwifery. Lond. med. gaz. 1842-43, t. XXXII.
(12) A pract. treatise on Midwifery. London, 1836.
(13) Smith. Lancet, 1856, t. II.
(14) Amer. journ. of med. sciences, t. XV, 2e série, 1848, p. 104 et 383, et t. XXXII, 2e série 1856, p. 81.
(15) Obstetrical transactions, t. VIII.
(16) Algem. zeil. f. chir. innere Heilkunde etc. cite in Gazette med. de Paris, 1847, p. 435.
(17) Siebold's journal, t. IV, 1835.
(18) Kayse.
(19) Monatssch. f. Geburtsk, t. XII, 1858.
(20) Wien. med. press. p. 28. Analysé in Canstatt's Jahresb. Bd. IV, p. 311. 1865. Il m'a été impossible de me procurer l'original de ce mémoire.

moins long et plus ou moins complet. Nous sommes loin, dans ce rapide énoncé, d'avoir indiqué tous les travaux que ce sujet a inspirés ; mais nous aurons occasion dans le cours de cette thèse, de combler quelques-unes de ces lacunes volontaires.

Lorsqu'on veut étudier la fréquence de cet accident, on trouve que les chiffres donnés par les accoucheurs sont singulièrement variables et que le rapport des ruptures utérines au chiffre total des accouchements présente, suivant les auteurs, des écarts considérables. Tous ces nombres d'ailleurs, ou tout au moins la plus grande partie, sont entachés d'erreurs qui tiennent à deux ordres de causes. Le premier c'est que sous le titre : *ruptures utérines* beaucoup confondent et les lésions de la matrice et les déchirures vaginales, et pour n'en citer qu'un exemple dans les 34 cas rapportés par Rob. Collins (1), il n'y en a que 9 que rigoureusement on doive faire rentrer dans la catégorie des ruptures de l'utérus. En second lieu, tous ces chiffres donnent une proportion certainement exagérée. Presque tous, en effet, sont tirés de statistiques faites dans les hôpitaux d'accouchements, et qui ne sait que le nombre des faits exceptionnels est toujours plus considérable dans ces hôpitaux ? bien plus, on peut encore adresser le même reproche aux chiffres tirés de la pratique particulière d'un accoucheur ; car, par son titre même, il est appelé à voir un plus grand nombre de faits rares ou de complications graves.

Ces réserves faites, nous allons reproduire les chiffres donnés par la plupart des auteurs en les faisant suivre de quelques autres que nous avons rassemblés nous-même.

« M. Grégoire, maître chirurgien accoucheur à Paris, a dit à l'Académie qu'en trente ans, il a vu ce funeste accident arriver seize fois (2). » Mme Lachapelle (3), fait remarquer que cette proportion est énorme : « Quelque considérable qu'on pût supposer la clientèle de cet accoucheur, l'hospice de la Maternité n'en offre guère qu'une ou deux chaque année, et souvent même pas du tout. »

(1) Loc. cit.
(2) Grégoire. Hist. de l'Académie royale des sciences. Année 1724, p. 26.
(3) Lachapelle. Loc. cit. p. 97.

D'après Best (1), Douglas, dans son livre rapporte 20 cas démontrés par l'autopsie, arrivés en vingt ans à Londres, et il ajoute qu'une proportion considérable de morts subites qui surviennent pendant le travail ou peu après la délivrance sont probablement la conséquence d'une déchirure de l'utérus ou de ses dépendances. C'est aussi l'opinion de Burton (2) : « On n'est pas, dit-il, assez en garde contre ce malheur qui arrive plus souvent que l'on ne pense, et je ne doute point que la plupart des femmes qui meurent non délivrées sans qu'il se manifeste extérieurement aucune perte, et lorsque la tête de l'enfant ne bloque pas, pour ainsi dire, l'orifice de la matrice, n'aient ce viscère crevé, surtout quand elles éprouvent les symptômes dont j'ai parlé. »

Riecke cité par Bluff (3) sur 219,535 accouchements a vu 6 ruptures utérines. « La rupture utérine est certainement très-rare, dit F.-H. Ramsbotham (4), mais il n'y a pas de doute que souvent elle a été la cause non reconnue de la mort. » Et il ajoute en note : « Sur 48,719 accouchements qui se sont faits à Royal Maternity Charity dans ces trente-une dernières années 11 cas de rupture ou 1/4 429. » Si l'on se reporte à la statistique qu'a publiée le même auteur (5) et que nous avons pu contrôler, pendant une période de dix ans, sur 26,775 accouchements il y aurait eu 8 ruptures ce qui donne une proportion un peu plus élevée, 1/3 347. Busch (6) de 1842 à 1857 a rencontré une rupture utérine sur 6,077 accouchements.

Churchill (7) donne la statistique suivante :

Joseph Clarke,	10837 acc.	8 rupt.
Merrimam,	2947	1
M. Keever,	8600	20
Collins,	16654	34

(1) Best. On uterine rupture. Med. and phys. journ., t. XII, p. 238. 1805.
(2) Art des accouchements. Trad. franç. de Lemoine. Paris, 1771, p. 173.
(3) Siebold's journ. t. XV, 1835.
(4) Obstet. medic. and Surgery. Lond. 1841.
(5) Lond. med. gaz. t. XXXIV, 1844.
(6) Monats. f. geburtsk. t. IV. 1854.
(7) Maladies des femmes. Trad. franç. Paris, 1866.

Pacaud,	4180	2
F.-H. Ramsbotham,	68435	13
Trogoud,	1135	4
R. Watson,	800	3
M'Clintoch et Hardy,	6634	9
Johnston et Sinclair,	13748	17

Mais il faut ici rectifier certains nombres, j'ai déjà dit que sur les 34 cas de Collins, 9 seulement étaient des exemples authentiques de ruptures utérines, les autres sont des faits de disjonction de l'utérus et du vagin ou des déchirures vaginales, et pour les mêmes raisons les 17 cas de Johnston et Sinclair (1) se réduisent à 6.

D'après Lehmann (2), les rapports suivants sont donnés par les auteurs qu'il cite : Burns 1/9 40, Fritzel 1/6 21 (4 ruptures sur 2484 accouchements), Bluff, 1/4 66, Ingleby, 1/3 00 ou 1/4 00, Enfin lui-même sur 7000 cas d'accouchements vit 3 ruptures ou 1/2 333.

D'après Franqué (3) sur 367,708 accouchements faits à Nassau de 1843 à 1859, il y a eu 114 ruptures, mais cet auteur confond les ruptures utérines et les vaginales, il ajoute il est vrai, que les premières sont cependant plus fréquentes que les secondes.

En faisant moi-même, sur les statistiques publiées par ses élèves, le relevé des accouchements opérés pendant une période de dix ans, de 1858 à 1868, à la clinique de Martin (4) à la Maternité de Berlin je trouve 9 ruptures utérines sur 9835 accouchements.

D'après M. Devillez (5) il y eut 7 ruptures sur 7,833 accouchements faits à la clinique d'accouchement de Paris du 1er janvier 1860 au 1er janvier 1869, mais l'auteur ne s'occupant dans sa thèse que des ruptures traumatiques et réunissant dans une même étude les lésions de la matrice et celles de la portion supérieure du vagin a peut-être négligé les

1. Pract. Midwifery. Lond. 1858.
2. Mon. f. Geburtsk. 1858, t. XII.
3. Wien med. press. n° 28 anal. in Canstatt's, 1865, Bd. IV, p. 311.
4. Deutsche klinick de 1858 à 1869 un compte-rendu tous les six mois.
5. Thèses de Paris, 1870, p. 11.

déchirures spontanées et alors son chiffre est trop faible, ou il est trop fort s'il a réuni les plaies utérines et vaginales.

Je ne donne que sous toutes réserves la statistique fournie par Wieland à M. Tardieu (1) et voici pourquoi. De 1838 à 1848, dit ce regretté médecin, il n'y a pas eu un cas de rupture utérine à la Maternité de Paris ; or je trouve dans un mémoire de Pereira et Lasserre (2) une observation de déchirure de la matrice, il s'ensuit, ou que les renseignements fournis étaient faux, ou que l'auteur, n'a eu en vue dans son travail que les ruptures spontanées ; quoi qu'il en soit, Wieland (3) ajoute : « de 1848 à la fin de juin 1858 sur 28,299 accouchements il y a eu 11 ruptures de l'utérus ainsi réparties 1 en 1848, 2 en 1850, 1 en 1851, 1 en 1853, 2 en 1854 et une dans chacune des quatre années qui suivent. »

Enfin moi-même dans une période de 10 ans à la Maternité de Paris de 1858 à 1867 j'ai trouvé 22 cas de ruptures de l'utérus, tant spontanées que traumatiques.

Faut-il maintenant réunissant tous ces chiffres, chercher le rapport général qui résulterait de leur addition. Ils sont ainsi que je l'ai montré, tellement disparates et si peu précis que j'avoue que j'hésite à le faire, car la proportion que j'en déduirai sera, à mon avis, tout à fait arbitraire. Quoi qu'il en soit on trouve alors sur 782,741 accouchements 230 ruptures ou une sur 3403 ce qui nous rapproche beaucoup des nombres donnés par F.-H. Ramsbotham.

Depuis le livre déjà cité de M. Tardieu et les statistiques que lui a fournies Wieland, on semble généralement disposé en France à admettre que la rupture spontanée de la matrice est extrêmement rare et deux auteurs qui cette année même ont écrit sur cette lésion insistent d'une façon toute spéciale sur ce fait. « Il faut savoir, dit M. Hervieux, (4) que les ruptures spontanées de l'utérus sont extrêmement rares. » Et plus loin : « l'impéritie de l'accoucheur pendant l'acte parturitif, des manœuvres coupables pendant la gestation, voilà peut-être les causes déter-

1. Étude méd. lég. sur l'avortement, p. 63. Paris, 1864.
2. Arch. gén. de méd., 4ᵉ série, t. I. 1843, p. 26.
3. Cité par Tardieu. Loc. cit. et Churchill, trad. franç.
4. Loc. cit., p. 290-291.

minantes les plus communes des ruptures utérines. » et M. Devillez revient à deux reprises différentes sur l'excessive rareté des ruptures spontanées démontrées, dit-il, par des statistiques. Formulée en termes aussi absolus, cette opinion est inadmissible, car elle constitue une erreur. Mais avant tout il faut s'entendre sur ce qu'on désigne sous le nom de ruptures spontanées et de ruptures traumatiques. Si l'on veut faire entrer dans la seconde classe non seulement les plaies de la matrice, suite de coups ou de manœuvres malhabiles, mais toutes celles qui arrivent sous la seule influence des contractions utérines alors que le bassin est rétréci, l'enfant mal conformé ou vicieusement placé, le tissu utérin malade, etc., il est bien évident que les faits de la 1re catégorie sont très-rares ; si les déchirures qui arrivent alors que l'utérus, comprimé en un point entre la tête fœtale et le rebord du bassin, se gangrène rapidement et cède sous la pression sont considérées comme traumatiques, ce que quelques auteurs paraissent disposés à admettre, il est clair que celles-ci sont de beaucoup plus fréquentes que les spontanées. Mais à notre avis ce n'est pas ainsi que doit être faite la distinction. Selon nous on doit comprendre dans la catégorie des ruptures spontanées, toutes celles qui surviennent en dehors de toutes violences extérieures, de toute intervention obstétricale de quelque nature qu'elle soit, manœuvres ou administration intempestive de substances destinées à provoquer l'expulsion du fœtus, et qui sont le résultat de l'action seule de la contraction utérine plus ou mois aidée par des causes prédisposantes variées.

Or si notre opinion est acceptée, notre relevé statistique prouve précisément le contraire de ce que défendent les auteurs précédemment cités. Bien loin d'être extrèmement rares les ruptures spontanées ainsi comprises sont plus fréquentes que les traumatiques.

Sur 573 cas, en effet dans lesquels la cause de la rupture est indiquée nous trouvons 376 ruptures spontanées et seulement 197 ruptures traumatiques et encore comprenons-nous dans ces dernières les faits de déchirures provoquées par l'administration maladroite du seigle ergoté ou de potions excitantes. A ces cas il faut en ajouter 7 où la cause fut une compression, une chute ou un coup sur le ventre pendant l'accouchement. Que si maintenant nous voulons leur joindre les cas dans lesquels la rupture survient après un effort plus ou moins violent, ou un mouvement souvent léger ; ceux-là sont au nombre de 7 ; ceux-ci au nombre de 4, nous arrivons à un total de 197 cas inférieur encore et de beaucoup au chiffre des ruptures spontanées.

Je sais bien que comme toutes les statistiques, celle-ci n'est pas exempte d'erreurs et qu'elle est à juste titre passible d'un reproche qu'elle partage d'ailleurs avec toutes les autres. C'est que tous les faits ne sont pas publiés et que ce sont précisément ceux relatifs aux ruptures traumatiques qui doivent être le plus volontiers passées sous silence, car on n'aime pas en général à dévoiler ses fautes ou ses maladresses. Mais l'écart entre les deux nombres est trop considérable pour qu'on ne doive pas, dans une certaine mesure, tenir compte de ce résultat, qui prouve en tous cas que contrairement à l'assertion des auteurs que nous citons plus haut, les ruptures spontanées sont loin d'être d'une excessive rareté.

C'est surtout par le côté médico-légal, lorsqu'il s'agit de savoir si la déchirure de la matrice est le résultat d'un malheur, d'une faute ou d'un crime, que cette question de la fréquence relative des ruptures spontanées et traumatiques a de l'importance, et c'est en se plaçant à ce point de vue que M. Tardieu la soulève et l'étudie. Puisque nous avons, nous aussi, été amené à examiner ce côté de l'histoire des ruptures utérines, qu'il nous soit permis pour n'avoir plus à y revenir ailleurs de repousser absolument et de réfuter les assertions émises par M. Tardieu dans le passage suivant (1) : « Il est bien clair en effet, dit-il, que si le tissu de la matrice est sain, si aucune blessure extérieure ne l'a atteinte, si d'un autre côté la bonne conformation du bassin, la présentation normale de l'enfant, la dilatation naturelle et régulière de l'orifice du col, laissent la voie libre au produit de la conception, il est impossible que les contractions utérines au lieu d'expulser le fardeau que la matrice renferme, déchirent les parois de l'organe, et si dans ces conditions l'utérus est perforé et déchiré, la lésion dévra être attribuée avec toute vraisemblance à une perforation

1. Tardieu, Loc. cit. p. 68.

par un instrument introduit dans l'intérieur de la matrice ou à un arrachement résultant de tractions violentes exercées sur le fœtus et ses annexes ou sur l'utérus lui-même. » Plus loin le même auteur trouve dans le siège, la direction et surtout la forme de la plaie des signes distinctifs suffisants pour reconnaître si une rupture s'est faite spontanément ou a été produite par des manœuvres, et par exemple, pour lui une rupture est à peu près certainement traumatique si elle siége à la partie inférieure du corps de l'utérus, près de son insertion verginale, si elle est située en arrière et si ses bords sont contus et dilacérés.

Il est certain que des conclusions aussi absolues, sont erronées, car on a vu des ruptures spontanées se produire alors même qu'il n'existait aucune des causes invoquées par M. Tardieu, et que le travail marchait régulièrement, si régulièrement quelquefois qu'il a pu se terminer spontanément, ainsi que nous l'avons prouvé ailleurs (1): et le siége, la direction, la forme de la plaie, pas plus que l'état de ses bords, ne présentent en aucune façon des caractères assez distincts et assez précis pour légitimer de pareilles conclusions, qu'au reste nous trouvons mises en pratique dans un des rapports médico-légaux de M. Tardieu. Nous appelons tout particulièrement l'attention sur l'observation (2), qui a donné lieu à ce rapport. A notre grand regret, le manque d'espace nous oblige à ne pas la donner tout entière, mais elle nous paraît un des meilleurs exemples du danger des opinions trop absolues de l'éminent médecin légiste. Il s'agit d'une fille qui du fait de son père avait déjà eu plusieurs accouchements; alors que ce dernier accouchement durait déjà depuis trois jours, elle est vue par une sage-femme, qui constate que le travail marche régulièrement et paraît devoir se terminer favorablement; mais on la retrouve mourante 8 heures après, avec une rupture de la partie inférieure de l'utérus, rupture qui a permis au fœtus de passer dans la cavité abdominale. De cette apparence favorable de l'accouchement au moment de la visite de la sage-femme, surtout de la situation et de l'aspect de la plaie qui, transversalement dirigée, occupe la paroi

1. J. Jolly. Arch. de méd., 1868, p. 287.
2. Tardieu. Loc. cit., p. 138.

postérieure, au-dessus du col et dont les bords sont irréguliers, de l'état de l'utérus qui est sain, M. Tardieu conclut que cette rupture ne peut s'être faite spontanément et qu'il a dû y avoir après la première visite des manœuvres criminelles destinées à hâter la terminaison de l'accouchement. Nous avouons que nous reportant à ce que nous avons pu constater dans beaucoup d'autres observations de ruptures spontanées où l'apparence du travail et celle de la plaie étaient semblables, il nous est impossible de nous rallier à cette manière de voir qui, il faut bien le reconnaître, manque de preuves suffisamment précises et certaines.

Nous ne saurions assez le dire, en dehors des commémoratifs qui indiquent l'existence d'une manœuvre, ou de traces certaines laissées par elle, nous ne croyons pas qu'on puisse trouver dans l'absence ou la présence des causes prédisposantes, dans la marche du travail, et surtout dans les caractères anatomiques de la rupture, une preuve un peu concluante que celle-ci s'est faite spontanément, ou est le résultat de tentatives criminelles ou malhabiles. Et cela est tellement vrai, que plus d'une fois les accoucheurs les plus habiles sont impuissants à prononcer si la déchirure qu'ils constatent à l'autopsie, existait avant qu'on entreprît une opération, ou est le fait de cette opération même, et M. Tardieu en cite plusieurs observations dont une surtout empruntée à M. Lorain (1).

Les causes sont divisées en *prédisposantes* et *déterminantes*. Je ne veux point en faire une étude détaillée et pour beaucoup d'entre elles je me contenterai d'une rapide énumération.

On peut diviser les causes prédisposantes en trois classes suivant qu'elles portent ou sur l'utérus, ou sur les parties que doit traverser le fœtus, ou sur l'enfant lui-même ; enfin, on peut en ajouter d'ordre plus général telles que l'âge et la multiparité.

Tous les auteurs sont d'accord pour admettre que les ruptures utérines sont beaucoup plus fréquentes chez les femmes qui ont eu plusieurs enfants. Un seul, Tyler-Smith (2), défend l'opinion

1. Cité par Tardieu, loc. cit, p. 73.
2. The Lancet, 1856, t. II, p. 371.

inverse : « Les ruptures utérines, dit-il, sont au moins aussi, sinon plus fréquentes chez les primipares que chez les multipares. Sur 75 cas rassemblés par Churchill, où le nombre des accouchements antérieurs est indiqué, il y a 9 primipares; sur 303 cas réunis par Trask, 24 primipares. Si l'on compare en masse, certainement ces dernières y sont moins sujettes, mais si l'on fait la distinction des femmes ayant eu deux, trois, quatre, etc., enfants et qui ont eu des ruptures, on verra que les primipares n'en sont pas plus exemptes. » Ce raisonnement tout spécieux qu'il paraisse repose sur une double erreur : Erreur de fait, car ainsi que le prouve le tableau que je donne plus loin, il n'est pas vrai que les déchirures de la matrice atteignent aussi souvent les primipares que les femmes ayant eu deux ou trois enfants. Erreur de raisonnement, car le nombre des femmes n'accouchant qu'une fois, étant en réalité plus considérable que celui des multipares ayant deux, trois et surtout quatre enfants et plus, il faudrait pour que la proposition de Tyler-Smith fût justifiée, que le chiffre des ruptures utérines chez les primipares l'emportât d'une quantité notable sur celui de ce même accident chez les patientes de chacune des autres catégories, ce qui n'est pas. Mais où l'influence de la multiparité éclate surtout, c'est quand on sépare les ruptures spontanées des traumatiques. Tandis en effet que chez les primipares, le rapport des premières aux secondes est d'environ deux à trois, chez les multipares la proportion se renverse et plus le nombre de grossesses antérieures augmente, plus aussi s'accentue ce désaccord.

Pour expliquer cette influence de la multiparité, on invoque l'amincissement des parois utérines, certaines transformations que subit le tissu de la matrice, et entre autres une dégénérescence graisseuse plus ou moins avancée, à la suite de grossesses répétées, un affaiblissement de la puissance contractile de la fibre utérine ayant pour conséquence la durée plus longue du travail, et enfin suivant Scanzoni (1) ce fait que « la minceur et la mollesse des parois de l'utérus, chez les multipares, est la principale cause des présentations du tronc. » Cette dernière considération n'a pas

1. Lehrb. der Geburtshilfe, 4e aufl. B l. II. p. 218. Wien, 1868.

une grande valeur ; car, dans le total des ruptures spontanées pour lesquelles Scanzoni fait cette remarque, les mauvaises présentations entrent pour une très-faible part ; quant aux autres causes indiquées, nous les retrouverons à propos des maladies du tissu utérin.

L'âge, avons-nous dit, exerce une influence manifeste, c'est de trente à quarante ans que cette lésion est le plus fréquente. Mais le tableau suivant permettra mieux de juger de l'action de cette cause, et nous dispense de donner de plus grands développements :

NOMBRE des accouchements antérieurs.	NATURE.	DE 15 A 20 ANS. 6 RUPTURES.		DE 21 A 30 ANS. 106 RUPTURES.		DE 31 A 40 ANS. 156 RUPTURES.		DE 41 A 50 ANS. 33 RUPTURES.		SANS IND. D'AGE 154 RUPTURES.	
		Spont.	Traum.	Spont.	Traum.	Spont.	Traum.	Spont.	Traum.	Spont.	Traum.
Primipares.		2	3	7	10	3	6		1	2	3
Après 1 accouchem.	facile.	1		8	8	3	5			4	5
	difficile.			5	2	5		1		10	5
— 2 —	facile.			5	6	11	2			13	4
	difficile			3	2	4	1			5	3
— 3 —	facile.			6	3	7	6	1		9	9
	difficile.			2	1	5		1		5	1
— 4 —	facile.			8		10	4	1	1	5	2
	difficile.				1	3	1	1		1	
— 5 —	facile.			5	2	7	3			11	4
	difficile.			1			1	4	2	2	
— 6 —	facile.			2	1	8	3	3		4	2
	difficile.			2							2
— 7 —	facile.			1		8	1	1		3	2
	difficile.					1				2	
— 8 —	facile.			1		9	2	2		4	
	difficile.					1	1			1	
— 9 —	facile.					5	4	2		4	
	difficile.							1			
Après 10 et plus....	facile.			1		7	2	3	2	5	2
	difficile.			1				2		1	
Multipares.	facile.				2	9				17	3
	difficile.			1		1			3	3	1
Sans indication du nombre d'accouch.		1		7	4	6	1	1			

Parmi les causes qui agissent sur l'utérus, il faut signaler l'existence de maladies de son tissu, devenu plus mou, plus friable, plus mince, les diverses dégénérescences qui peuvent l'atteindre, mais surtout et avant tout les altérations du col utérin, qui l'empêchent de se dilater et apportent parfois un obstacle absolu à l'accouchement.

On est généralement d'accord pour attribuer une grande influence aux maladies antérieures du tissu de la matrice, principalement quand il s'agit des ruptures spontanées, et quelques auteurs, parmi lesquels il faut citer Murphy (1) et plus récemment Lehmann (2), ont cherché à démontrer que l'utérus ne pouvait se rompre spontanément si d'avance il n'était dégénéré. Ainsi, Murphy, après avoir fait remarquer que tous les obstacles mécaniques invoqués comme causes des ruptures utérines, existent dans bien des cas, tandis que les déchirures sont rares, qu'ils se trouvent surtout chez les primipares, chez lesquelles on voit très rarement survenir cet accident, et enfin que, dans nombre de cas, on ne les a pas constatés, ajoute : « Il n'entre pas dans ma pensée de nier entièrement leur influence, mais ils me semblent agir dans beaucoup, et peut-être dans la majorité des cas, secondairement plutôt que primitivement ; je veux distinguer entre leur action sur l'utérus parfaitement sain et sur la matrice dont la structure a été altérée auparavant. Dans le premier cas, les obstacles mécaniques sont rarement suivis de ruptures ; dans le second, ils peuvent facilement la produire.

« Les états pathologiques de l'utérus ne nous paraissent pas avoir reçu une attention suffisante, relativement à ces accidents. Dans quelques-uns des cas cités, j'ai plutôt soupçonné que prouvé de semblables altérations; dans d'autres, il n'y avait pas de doute ; l'utérus était, ou ramolli dans sa structure, ou ses parois étaient manifestement amincies. » Enfin cet auteur termine son mémoire par les conclusions suivantes : « 1° Un utérus parfaitement sain est très-rarement rompu seul par des causes externes; 2° dans la plupart des cas où cela arrive, on peut remonter à la lésion mor-

1. Loc. cit., p. 201.
2. Loc. cit.

bide, ou existant antérieurement, ou produite par l'inflammation ; et, même dans quelques cas où l'inspection ne le montre pas d'une façon satisfaisante, la relation du pus semble l'indiquer (1)... »

Outre que les faits cités comme exemples par cet auteur ne nous paraissent rien moins que concluants, ce qu'il reconnaît d'ailleurs lui-même implicitement, dans une phrase que nous avons reproduite, nous lui opposerons ces quelques lignes de Mme Lachapelle qui d'avance l'avait réfuté : « Mais gardons-nous de croire que de pareilles dispositions (des altérations du tissu utérin) se rencontrent chez toutes les femmes qui sont victimes d'une rupture utérine ; l'utérus le mieux constitué peut se rompre..., et, quelquefois l'utérus le plus mince, le plus fragile en apparence, soutient sans danger les efforts les plus violents (2). »

Nous en dirons de même pour les faits avancés par Lehmann, dont nous citons le passage suivant, parce qu'il énumère toutes les causes de ce genre qui ont été admises : « La contraction musculaire particulière et souvent irrégulière du tissu utérin dégénéré, et déjà prédisposé pendant la grossesse à la délivrance, est parfois la seule et unique cause de la rupture. Un amincissement irrégulier des parois, par suite d'une dilatation trop considérable de la cavité de la matrice, une hypertrophie dite excentrique, un ramollissement inflammatoire (hystéro-malacie) par laquelle les faisceaux musculaires trop lâches deviennent très-friables, une prétendue hyperplasie qui amène un épaississement irrégulier de ces mêmes faisceaux du fond ou du corps de l'utérus, pendant que le col est très-aminci, comme on l'observe assez souvent chez les multipares, la raréfaction, la dégénérescence graisseuse du tissu musculaire, caractérisent alors principalement l'état pathologique de l'utérus (3). »

Dans les cas mêmes où les contractions sont la cause des ruptures, « j'ai encore appris, dit-il, par expérience, que la texture ne peut que rarement passer pour saine, parce que la partie où se trouve la rupture trahit un état morbide ; en général, les bords

1. Murphy. Loc. cit. p. 208.
2. Mme Lachapelle. Loc. cit , p. 103.
3. Lehmann. Loc. cit.

de la plaie sont surtout inégaux, déchiquetés, minces, tuméfiés, enflammés ou gangrenés ; le tissu dans le voisinage immédiat est très-souvent aminci, très-ramolli, œdémateux ou gangréné, et on voit sur le péritoine environnant une petite injection vasculaire ou des infiltrations sanguines (1). »

Or, nous croyons que l'influence de ces lésions utérines a peut-être été exagérée, et nous sommes d'un avis diamétralement opposé à celui de Trask (2), quand il dit : « L'influence d'un état morbide de l'utérus, comme cause idiopathique, prédisposant à la rupture, a été généralement signalée par les auteurs, mais on lui a assigné une place trop petite dans l'énumération des causes éloignées de cet accident. » Nous ferons remarquer d'abord que le nombre des cas dans lesquels on a trouvé ces lésions est relativement assez faible : 52 cas. Nous croyons, en outre, que plus d'une fois leur existence a été admise fort à la légère ; nous l'avons déjà montré pour Murphy et Lehmann, et bien d'autres de nos observations sont passibles des mêmes objections. Ainsi, par exemple, de ce qu'on trouve, ainsi que cela est indiqué dans 41 observations, les bords de la rupture plus mous ou plus minces, infiltrés de sang, déchiquetés, irréguliers, alors surtout qu'ils ont été soumis à une compression un peu prolongée, faut-il admettre une maladie antérieure du tissu ? Nous ne le pensons pas. Qu'elle soit le résultat d'une sorte de gangrène rapide par compression comme cela arrive souvent, ou que l'aspect des bords de la déchirure soit dû à la rétraction irrégulière et insuffisante des fibres utérines à ce niveau, ce qui est de beaucoup le plus fréquent ; ce n'est là qu'un résultat, résultat des causes qui ont amené la rupture dans le premier cas ; résultat de la rupture elle-même dans le second. Je ne parle pas de cette dégénérescence graisseuse des fibres utérines, dont Simpson, le premier, a parlé, et que quelques auteurs, surtout anglais, ont voulu croire constante dans les faits de rupture spontanée, parce qu'on ne l'a plus trouvée qu'exceptionnellement depuis qu'on la recherche avec soin.

Qu'on n'aille pas pourtant, exagérant notre pensée, croire que

1. Lehmann. Loc. cit.
2. Loc. cit., 1848, p. 387.

nous dénions toute action aux états morbides du tissu utérin ; il est incontestable que, dans un certain nombre de cas, ils ont été la cause principale ou même unique de l'accident ; mais ces faits sont certainement rares.

D'après quelques auteurs, à côté de ces lésions utérines, il fau drait placer les tumeurs de la matrice, surtout les tumeurs fibreuses et les polypes ; celles-ci peuvent agir de deux façons, soit en rendant le tissu utérin plus facile à déchirer, soit en descendant dans le col et en rétrécissant plus ou moins notablement le passage que doit traverser le fœtus. Là encore, les faits sont rares, et je n'en trouve dans mes observations qu'un exemple cité par Trask.

Tout ce que je viens de dire s'applique aux maladies du corps de l'utérus ; il n'en est plus de même de celles du col, qui exercent une influence incontestable, soit en empêchant l'orifice de se dilater, en prolongeant l'accouchement pendant un temps plus ou moins long, et en amenant alors tous les dangers d'un travail retardé, soit en rendant le col friable, inégalement résistant dans ces divers points, de telle sorte que la partie fœtale en le traversant, le déchire, et la lésion ainsi commencée ne s'arrête souvent que sur le corps.

A côté des maladies utérines, il faut placer les cicatrices, et, entre autres, celles qui résultent d'opérations césariennes ou de ruptures antérieures. Kayser, déjà, en cite quatre cas dans son Mémoire.

Nous en avons nous-même trouvé quelques-uns : trois à la suite d'opérations césariennes : une observation de Hasbach (1) ; la femme mourut non délivrée ; une de Killian (2), que nous retrouverons plus loin, la rupture s'était faite à côté de l'ancienne cicatrice restée solide ; et une de Bowen (3), dans laquelle, après deux opérations césariennes, faites on ne sait trop pourquoi (une cependant, prétend-on, aurait été nécessitée par une rupture) la femme eut un accouchement naturel, et enfin un dernier accouchement suivi de rupture, pour laquelle nouvelle gastrotomie et mort. Cinq fois la déchirure de la matrice s'est faite sur un

1. Gen. Ber. Des rhein san. coll. zu coblenz, in Bluff. j. de Siebold, t. XV.
2. Ann. d'obstét., 1842 et Gazette des hôpitaux. 1842, p. 483.
3. Am journ. of med. sciences, t. VI, 2e série, p. 364. 1843.

utérus déjà rompu ; une fois, dans l'observation de Lambron (1),
au quatrième accouchement, rupture, gastrotomie, guérison ; nouvelle rupture à l'accouchement suivant, même conduite ; le résultat fut encore heureux. La femme eut un sixième accouchement
heureux. Dans celle de Van Cauwenberge (2) la gastrotomie faite
pour une première rupture avait guéri. Deux ans après, nouvelle
rupture ; mais cette fois, l'opération césarienne fut suivie de mort.
Dans le fait de Hartt (3), à un premier accouchement, la femme
eut une rupture du col, à travers laquelle la tête avait passé dans
la cavité abdominale ; un deuxième accouchement fut naturel ; au
troisième, nouvelle rupture qui emporte la patiente ; dans le fait
de Maxwell (4) enfin, au troisième accouchement rupture à la
jonction du col et du corps ; au quatrième, nouvelle rupture et
mort.

Mais nous devons faire remarquer que, dans un certain nombre
de cas, on a vu plusieurs accouchements naturels suivre la guérison d'une rupture. Ainsi, dans les cas de Frizel (5), Brock (6),
Whinery (7), après la guérison de la rupture, il y eut un accouchement normal, la femme de Parkinson (8) accoucha prématu-
rément, mais spontanément ; celles de Drejer (9) et de Dyer (10)
eurent deux fausses couches suivies d'un accouchement naturel ;
la patiente de Dunn (11) eut trois accouchements ; celle de Ramsbotham (12) trois aussi, mais terminés par le forceps et le cépha-

<hr>

1. Cité par Deneux, th. de Paris, 1804.
2. Bull. soc. méd. de Gand, 1846 et bull. de thérap., t. **XXXI**.
3. N. y journ. med , 1850 in Trask, loc. cit, 1856.
4. N. y journ. med., 1851 in Trask., loc. cit., 1856.
5. Trans. of the Kings and queens assoc. vol. II. In journ. gén. de méd. t. **XXX**,
p. 272. 1820.
6. Lond. med. gaz., t. III, p. 219. 1828-29.
7. Amér. journ. 2e série, t. LI, p. 403. 1866.
8. Lond. med. gaz. t. VII, p. 173. 1830-31.
9. Rupt. uteri. lykkelightelbrecht B. in-8. 16 p. in Schmidt's Jahrb. t. XIX,
p. 123. 1838.
10. Brit. méd. journ. 1866, t. II, p. 262.
11. Edimb. med. and surg. journ. t. XL, p. 72. 1833.
12. Pract. observ. in Midwifery, 2e édit. p. 491. 1842.

lotribe ; la première, de Radford (1), après deux accouchements,
eut un avortement et un accouchement à sept mois ; la seconde,
quatre accouchements à six et sept mois.

Enfin, tous les vices de conformation de la matrice sont encore
des causes prédisposantes ; mais il faut ajouter néanmoins que,
rarement, dans ce cas, la grossesse va à terme ; nous avons cependant trouvé deux faits dans lesquels l'utérus était double ; l'un
appartient à Ollivier d'Angers (2). La femme avait eu quatre accouchements ; dans un cinquième, il y eut rupture de l'utérus, et à
l'autopsie on trouva une déchirure en avant et en bas de la corne
droite ; la gauche, qui était saine, avait contenu les premiers enfants ; l'autre a été publié par M. Taurin (3) dans sa thèse. La
femme était primipare, et mourut non délivrée ; la rupture s'était
faite spontanment. La plaie occupait la face antérieure, elle était
triangulaire, une branche se portait sur le vagin et la partie
médiane du corps gauche de l'utérus ; une autre branche se
dirigeait à droite, une troisième transversale réunissait les deux
premières. Il est un autre exemple rapporté par beaucoup d'auteurs classiques, c'est celui de Dionis ; mais, quand on lit la relation de Dionis lui-même, il est facile de se convaincre qu'il s'agit
là non d'un utérus double, mais d'une grossesse extra-utérine.

Les anciens attribuent une grande importance à l'obliquité de
l'utérus. La rupture paraît, dans ce cas, surtout due au retard
apporté à l'accouchement. On pourra trouver de ces faits dans
Roberton et Radford.

Dans la deuxième classe se rangent toutes les lésions qui rendent plus étroit le canal que doit traverser le fœtus, brides cica-
tricielles du vagin, tumeurs du petit bassin, atrésie de la vulve,
etc., en un mot tout ce qui peut diminuer ou obturer le conduit
vulvo-vaginal ; mais surtout et avant tout les rétrécissements du
bassin. Cette dernière cause, la seule sur laquelle nous voulions
nous arrêter, est de beaucoup la plus intéressante ; et sa fréquence
est telle que Ramsbotham dit n'avoir jamais rencontré de rup-

1. Obstet. transact. t. VIII, p. 190 et 199. 1867.
2. Arch. gén. de méd. 1re série, t; VIII, p. 265. 1825.
3. Thèses de Paris. 1853, p. 92.

ture utérine sans que le bassin fût rétréci à un degré quelconque. Signalée du reste par tous les auteurs depuis Crantz, Levret et Delamotte, elle fait le sujet d'un mémoire de Roberton (1), et à mesure que le diagnostic des coarctations pelviennes fait des progrès, son importance augmente. Dans nos observations, 112 fois pour les ruptures spontanées, et 50 fois pour les traumatiques nous trouvons noté un rétrécissement plus ou moins considérable du bassin. Dans certains cas la rupture arrive par un véritable traumatisme, une aiguille, une saillie osseuse plus ou moins tranchante coupe pour ainsi dire la paroi utérine qui présente alors une surface de section parfaitement nette.

Mais le plus souvent, le mécanisme est tout autre, et avant de l'étudier, il nous faut passer en revue les causes placées dans la troisième classe; c'est-à-dire celles qui viennent du fœtus. Elles peuvent en dernière analyse, se réduire à deux principales, les présentations vicieuses et l'excès de volume de la partie fœtale, et encore à la rigueur pourrait-on faire rentrer la première dans la seconde, car c'est bien en présentant au détroit supérieur des diamètres trop considérables que les présentations vicieuses rendent l'accouchement difficile ou même impossible. Pourtant comme c'est surtout en nécessitant des manœuvres, que ces mauvaises présentations sont cause de ruptures nécessairement alors traumatiques, nous pensons qu'elles méritent une mention spéciale.

L'excès de volume de la partie fœtale est dû, soit à la grosseur exagérée de l'enfant tout entier, soit à des tumeurs développées en des points quelconques de son corps, soit enfin à des dimensions trop considérables de la partie qui se présente, et dans ce dernier cas c'est surtout la tête que nous avons en vue, car en même temps que c'est la présentation de beaucoup la plus fréquente, c'est aussi celle dont le volume trop grand offre les complications les plus sérieuses, que ce volume excessif soit dû à un développement exagéré, mais normal d'ailleurs de cette partie, ou à un état pathologique, l'hydrocéphalie. Cette dernière lésion est une cause encore assez fréquente de rupture, car nous l'avons

1. Edimb. med. and surg. journ., t. XLII. 1834.

rencontrée 34 fois. C'est Simpson (1) qui, un des premiers, ou le premier, appela l'attention sur elle à ce point de vue. A propos de deux faits qu'il avait observés, il insiste sur les inconvénients qu'il y a à laisser dans ces cas le travail se prolonger et il ajoute : « Le danger de la rupture de l'utérus et par suite de la mort de la mère est beaucoup plus grand dans l'hydrocéphalie que les accoucheurs ne le disent ordinairement. Dans une collection de cas d'hydrocéphalie intra-utérine, faite cette année par le Dʳ Thomas Keith pour sa thèse, sur 74 cas par lui réunis, 10 fois l'uté·rus fut rompu pendant le travail »

Si nous plaçons à côté des rétrécissements du bassin le volume exagéré de la partie fœtale, c'est que le mécanisme de la rupture est le même. Dans un cas comme dans l'autre, l'accident est la conséquence de l'obstacle apporté par la disproportion entre la tête fœtale et le canal pelvien, que ce manque de proportion soit dû aux dimensions anormales de la tête ou au contraire à la trop grande étroitesse du bassin.

On a expliqué de trois manières le mode de production de la rupture. Dans la première, on admet qu'en présence d'un obstacle difficile ou impossible à vaincre, l'utérus redouble d'énergie, les contractions acquièrent une violence excessive, et la matrice impuissante à résister à de si grands efforts se brise. Bonne pour un assez grand nombre de faits, ainsi que le prouve la lecture des observations, cette explication est insuffisante pour beaucoup d'autres. C'est du reste la théorie qui paraît généralement adoptée par toute l'école française moderne.

En deuxième lieu, de toutes les causes de dystocie qui nécessitent l'intervention du chirurgien, le manque de proportion entre la partie fœtale et les détroits pelviens est une des plus fré·quentes ; il y a là un danger permanent, d'autant plus redoutable que la difficulté des manœuvres augmente à mesure que croît ce défaut de proportion. Il est incontestable que cette explication est excellente, en tant qu'on ne l'applique qu'aux ruptures traumatiques.

La 3ᵉ théorie est d'origine étrangère et compte de nombreux

1. Simpson. Obstet. memoirs, vol. I. p. 654.

adhérents surtout en Angleterre. D'après elle, c'est à la compression
de la paroi utérine entre deux surfaces, la tête d'un côté, le canal
osseux de l'autre, et à ses résultats, inflammation, ramollissement
ou gangrène que doit être attribuée la rupture qui survient dans
ces cas. Emise d'abord pour les rétrécissements, cette opinion a
été soutenue par Denman, qui pense que : « en dehors de ses maladies, l'utérus peut être brisé mécaniquement dans un travail
long et prolongé, par pression et attrition entre la tête du fœtus
et les saillies des os du bassin déformé, surtout s'il existe des
pointes ou des bords tranchants »(1); par Dewees pour lequel dans
les mêmes conditions, le col de l'utérus comprimé « s'enflamme
et, si la cause n'est pas rapidement enlevée, se gangrène bientôt » (2) ; par Ramsbotham, qui admet un ramollissement et un
amincissement de la paroi utérine; par Burns qui croit que « une
portion du col est pincée entre la tête et le bassin, et fixée de telle
sorte que l'action de l'utérus est dirigée sur ce point plutôt que
sur l'orifice » (3). Simpson applique cette théorie à l'hydrocéphalie : « En fait, dit il, la tête de l'enfant, distendue par le liquide
épanché, agit, sous la pression que lui transmet le corps et la colonne vertébrale de l'enfant, comme une machine hydraulique ;
elle comprime également et dans toutes les directions le col de
l'utérus, ou les parties avec lesquelles elle est en contact avec une
force qui doit certainement déchirer les tissus comprimés pourvu
que cette pression ait une durée un peu longue ; parce que cette
force représentant la somme de toute la puissance des contractions
utérines agit sur chaque point avec lequel la tête est en contact » (4). Enfin nous trouvons ce mécanisme parfaitement décrit
par M. Poidevin (5) : « Quand la rupture occupe le col, dit il, la
tête du fœtus repousse en bas le segment inférieur, l'applique avec
violence sur le contour du détroit supérieur, sur les parties pro-
éminentes particulièrement, telles que l'angle sacro-vertébral.
Ainsi compris entre les deux plans résistants, la tête et les os,

1. Denman, cité par Trask, loc. cit., 1848. p. 385.
2. Dewees.   ibid.
3. Burns. Principles of Midwifery. Lond. 1843, Pag. 524.
4. Simpson. Loc. cit.
5. Thèses de Paris, 1859, p. 20.

le tissu utérin subit une attrition plus ou moins profonde, un véritable broiement. On conçoit facilement, que les fibres longitudinales du corps, tirant dans un sens inverse, sur cette partie ainsi affaiblie, finissent par en déterminer la déchirure qui d'ordinaire alors se fait transversalement. »

Sans parler des faits dans lesquels l'utérus est rompu au niveau d'une saillie osseuse, faits qui, nous l'avons dit aiileurs sont rares, il en est d'autres pour lesquels cette explication est parfaitement rationnelle; ce sont ceux où la plaie atteint le segment inférieur surtout le col de l'utérus, soit qu'elle se présente sous la forme d'une simple perforation au niveau de l'angle sacro-vertébral, ou plus souvent encore comme une déchirure transversale de la paroi antérieure au-dessus de l'orifice utérin (Rent transversal just above os uteri, disent les Anglais). Il semble, dans ces cas, que la paroi utérine, prise entre la tête fœtale, plus ou moins engagée, mais en général retenue au détroit supérieur, et ce même détroit ou plutôt une portion de celui-ci, angle sacro-vertébral ou rebord du pubis, il semble, dis-je, que la paroi utérine, écrasée entre ces deux surfaces osseuses, subisse une sorte de gangrène moléculaire, qui se produit d'autant plus rapidement, que la pression exercée par des contractions énergiques, est plus forte, mais qui peut arriver même alors que les efforts d'expulsion sont faibles, quand la compression s'est longtemps prolongée. Le tissu ainsi gangrené perd alors sa résistance, et le plus petit effort, la contraction la plus légère suffit pour le déchirer. Alors aussi on trouvera à l'autopsie les bords de la rupture, contus, amincis, gangrenés; on en pourrait citer de nombreux exemples.

D'après Radford (1), les ruptures seraient beaucoup plus fréquentes dans les rétrécissements légers du bassin, et voici l'explication qu'il propose : « La déchirure, dit-il, arrive beaucoup plus souvent quand il n'existe qu'un léger rétrécissement du détroit supérieur, que quand il y a une grande difformité du bassin tout entier. La différence du résultat dans les deux cas, doit en réalité et avec raison être attribuée à la position différente que prend utérus. Quand la forme du pelvis n'est que légèrement rétrécie,

1. Radford. Obst. trans., t. VIII, p. 210.

l'orifice et le corps de l'organe descendent pendant le travail un peu dans l'ouverture du bassin, si bien que comme la tête fœtale appuie dessus, les tissus utérins restent fixés entre ce corps et les pubis. Il y a là un point d'appui sur lequel, pendant les contractions, les fibres de la matrice tirent avec force, et il y a une grande probabilité pour que les tissus cèdent ou directement déchirés ou d'abord contus et ramollis.

«En second lieu, quand le travail est retardé par une légère disproportion entre le détroit supérieur du bassin et la tête de l'enfant, on permet habituellement à la femme de rester hors de son lit, et de marcher pendant la première période du travail, ce qui est une pratique très-hasardeuse, s'il existe quelque obstacle mécanique au passage de la tête. Mais dans les cas d'accouchement retardé par un rétrécissement pelvien extrême, l'orifice et le col utérin sont toujours au-dessus de la marge du bassin. L'utérus prend la forme d'une cornue, et son corps et son fond réposent sur les cuisses de la femme, et par suite, ni son orifice ni son col ne peuvent entrer dans l'ouverture pelvienne; par force la femme est condamnée au lit, d'où il suit que le tissu de l'utérus n'est pas exposé aux mêmes effets de pesanteur, ni à la même fixité que quand le bassin est moins rétréci. »

Il ne nous a pas été possible de vérifier cette assertion de Radford, admise du reste par tous les accoucheurs anglais, Denmann, Ramsbotham, Churchill, Simpson, M'Clintock, Hardy, etc.; et on peut se demander si le nombre plus considérable des ruptures dans les rétrécissements légers et moyens du bassin ne tient pas tout simplement à ce que ces vices de conformation l'emportent de beaucoup en fréquence sur les difformités extrêmes.

En tout cas cette opinion ne s'appliquerait qu'aux ruptures spontanées; car, il est bien certain que pour les traumatiques, plus le bassin est difforme, plus les opérations sont difficiles et plus par suite les accidents sont à redouter; et aux raisons données par Radford, il faudrait peut-être ajouter la suivante: c'est que dans les rétrécissements légers, espérant toujours voir l'accouchement se terminer spontanément, le chirurgien hésite longtemps à intervenir (et cela paraît vrai, surtout pour le pays où écrit notre auteur), et ainsi s'ajoute une nouvelle cause toute puissante, la longueur du travail. Dans les coarctations un peu considérables, au contraire, pas de doute, on sait que la délivrance ne peut se faire artificiellement et on agit alors aussitôt qu'il est possible de le faire avec avantage.

D'après quelques accoucheurs et entre autres Scanzoni, à côté des bassins trop étroits il faudrait placer les bassins trop larges. Dans ces cas, dit ce dernier (1), « si la dilatation de l'orifice utérin tarde, et si les contractions acquièrent une force trop considérable, il peut en résulter des ruptures du segment inférieur de l'utérus, ruptures qui ont leur raison d'être en ce que, dans un bassin large, la partie fœtale qui se présente, ne rencontre pas d'obstacle, ou du moins un très-insignifiant du côté des parois osseuses, et que la partie inférieure de l'utérus qui seule résiste au fœtus poussé par des contractions énergiques, ne trouve pas d'appui sur les parties dures et cède à la fin à la force qui agit d'en haut, si bien qu'elle subit une ou plusieurs déchirures. »

Les auteurs anglais depuis Robert Collins accordent au sexe de l'enfant une assez grande influence sur la production des ruptures utérines. D'après eux dans la grande majorité des cas, les fœtus seraient du sexe masculin et ils s'appuient pour expliquer ce résultat sur les mesures du Dr Clarke qui a constaté que la circonférence de la tête du fœtus mâle est presque exactement de 3\18 de pouce plus grande que celle du fœtus femelle (2).

Enfin, à propos de l'hydrocéphalie nous signalons une explication proposée par Martin (3): « La rupture de l'utérus, dit-il, survient plus fréquemment chez les femmes âgées et multipares, et avec des hydrocéphales. Cette coïncidence est si fréquemment observée qu'on pourrait jusqu'à un certain point se demander si la même cause morbide qui donne naissance à l'hydrocéphalie chez l'enfant, n'agit pas également d'une manière fâcheuse sur l'utérus et ne dispose pas à la déchirure par un état pathologique de son tissu. Cette opinion est étayée par les douleurs remarquables des contractions dans ces cas. »

1. Lehrbuch. der Geburtshilfe, 4e aufl. Bd. II. p. 475, Wien, 1867.
2. Simpson. Obstetric memoirs, t. I, p. 412.
3. Discuss. à la Soc. obst. de Berlin, Mon. f. Geburtsk, t. XIII, 1859.

Abordons maintenant l'étude des causes déterminantes. Pour les ruptures spontanées il n'en est qu'une seule, la contraction utérine plus ou moins violente ; car nous ne croyons pas utile de discuter longtemps l'opinion de Crantz, qui ne faisait en cela que suivre les leçons de Levret, de de La Motte et de la plupart des accoucheurs du xviii° siècle, et qui voyait dans les mouvements intempestifs de l'enfant la cause la plus fréquente de l'accident qui nous occupe. Depuis Rœderer, Baudelocque et la thèse de Deneux, élève de ce dernier, cette opinion n'est plus admise, et Baudelocque en fait justice dans les termes suivants (1) : « La plupart des auteurs qui ont traité de la rupture de la matrice, ne l'ont attribuée qu'aux mouvements extraordinaires de l'enfant, sans faire attention que bien des femmes n'en avaient ressenti aucun à l'instant où elle s'était faite, et que chez les autres elle n'avait eu lieu qu'après la mort de cet enfant. Quelque force qu'on suppose à ces mouvements, il seront toujours incapables de produire cette rupture, si d'autres causes n'agissent en même temps ou ne l'ont préparée de loin ; et ces causes, au contraire, peuvent l'opérer sans le secours de ces mouvements. Presque toujours l'enfant est passif à l'instant où la matrice se déchire ; s'il devient l'instrument de cette déchirure, il n'agit pas autrement que ne le ferait un corps solide du même volume, inaminé, et d'une surface anguleuse, sur lequel la matrice se contracterait fortement. Les mouvements extraordinaires qu'on a regardés comme la cause de ces accidents le plus souvent n'en ont été que la suite. Ce n'est pas dans la matrice que l'enfant s'est agité de cette manière, mais dans la cavité abdominale où il avait pénétré à l'occasion de la rupture de ce viscère ; il était aisé de s'y tromper parce que l'instant du passage de l'enfant dans l'abdomen, et celui de la rupture par où il y pénètre, sont pour ainsi dire indivisibles, le même effort qui produit l'une opérant l'autre. » Pourtant un auteur moderne, Taurin semble défendre encore cette manière de voir : « Le fœtus, dit-il, paraît rompre les parois utérines par un mécanisme tout à fait actif, c'est-à-dire, par ses mouvements

1. J. L. Baudelocque, l'art des accouchements, t. II, p. 464, 3° édition. Paris. 1786.

propres ou convulsifs. Cette action du fœtus, les membranes une fois rompues, ne peut s'exécuter que pendant le relâchement des parois de l'organe ou pendant l'inertie des muscles utérins » (1). Nous avouons que même dans ces conditions il nous paraît bien difficile d'admettre cette perforation de la matrice par un membre de l'enfant convulsivement agité. Au surplus Taurin n'en cite aucun exemple, et nous n'avons pas trouvé une seule observation où ce mécanisme pût être établi d'une façon irréfutable.

C'est donc la contraction utérine qui seule est la cause active des ruptures spontanées ; et elle peut agir de deux façons, ou bien ainsi que nous l'avons déjà dit en comprimant la paroi utérine entre deux surfaces osseuses et amenant son inflammation ou sa gangrène, où en deuxième lieu directement et par sa violence même. Dans ce cas, pour tous les auteurs une première condition à peu près indispensable, c'est la rupture des membranes et l'écoulement de tout ou partie des eaux. Alors, dit Mme Lachapelle, qui d'accord avec Crantz, va même jusqu'à nier la possibilité de la rupture spontanée pendant le travail avant que cette condition soit remplie, « l'utérus vide d'eau acquiert plus de force contractile ; son épaisseur augmente, il est vrai, mais sa force s'accroît davantage ; car il faut compter pour quelque chose la soustraction de la gêne produite par les eaux ; on sait que plus un muscle est distendu, moins il a d'énergie, en outre, la matrice a sur le fœtus des points d'appui plus solides, des points d'appui dont les irrégularités la stimulent en même temps qu'elles font porter à faux certains faisceaux musculaires, tandis qu'elles en soutiennent d'autres » (2). Et Taurin ajoute : « Les parties non comprimées (par les parties saillantes du fœtus) et restées saines et plus épaisses, se contractent avec plus de violence et tirent sur les plus faibles ; ces dernières s'amincissent encore, leur résistance diminue de plus en plus, et incapables de résister plus longtemps, elles cèdent aux contractions plus énergiques des parties voisines. La rupture sera plus rapidement produite encore....., si les choses

1. Taurin. Thèse de Paris, 1853, p. 59.
2. Mme Lachapelle. Prat. des accouch., t. III, p. 101.

étant dans cet état, la malade vient à se redresser brusquement, la matrice se trouve alors surprise entre une puissance exercée par les muscles des parois abdominales en avant, et la résistance que lui oppose la colonne lombaire en arrière; ainsi comprimée la matrice se rompt là où son tissu est préalablement aminci, érodé, éraillé en quelque sorte par les parties saillantes de l'enfant » (1). Ajoutons avec Baudelocque que « c'est toujours au plus haut période de la douleur, ou d'une contraction de la matrice et dans le moment où la femme pousse le plus fortement en bas pour en seconder l'effet, que se produit la rupture. Il n'est pas nécessaire cependant pour l'opérer que ces puissances réunies agissent avec tout le degré de force dont elles sont susceptibles, puisque cet accident a eu lieu en quelques cas dans un temps où l'accouchement était à peine commencé ; il suffit que cette force soit supérieure à la résistance que lui oppose le point où elle se déchire » (2). On peut, en effet, se convaincre par la lecture des observations, que plus d'une fois les auteurs insistent sur le peu d'intensité des contractions avant la production de l'accident.

A côté des ruptures spontanées, il faut placer celles amenées par l'ingestion de médicaments destinés à augmenter l'énergie des contractions, parce que comme pour les premières, celles-ci sont la cause déterminante. De tous les médicaments, c'est le seigle ergoté qui est le plus souvent coupable et son action néfaste, signalée depuis longtemps et d'abord contestée, lorsque Malgaigne (3), puis Delmas (4) de Montpellier publiaient des exemples remarquables de ruptures produites par l'administration intempestive de cette substance, est aujourd'hui généralement admise. Dans 33 cas on avait donné du seigle ergoté avant que la rupture fût arrivée, et si l'on ne peut affirmer que dans tous ce fut la seule cause, dans un bon nombre d'entre eux il est impossible de le contester. D'après le D' Murphy (5) : « Le seigle ergoté peut causer la rupture non-seulement en excitant une action trop violente des fibres utérines, mais en les prédisposant à se briser en

1. Taurin, p. 47.
2. Baudelocque, p. 464.
3. Gazette méd., 1833.
4. Journ. de la Soc. de méd. prat. de Montpellier, 1842.
5. Lond. med. gaz.; t. XLIII, p. 400, 1849.

altérant leur structure et les ramollissant. (Il agit dans ce cas sur les fibres de l'utérus comme sur les extrémités inférieures dans les cas d'ergotisme). » Nous donnons cette explication pour ce qu'elle vaut.

Deux causes surtout produisent les ruptures traumatiques, les violences extérieures (coups, blessures, compression) qui, nous l'avons déjà dit, sont rares pendant le travail et les manœuvres obstétricales. De celles-ci, celle qui est le plus souvent suivie de la déchirure, c'est la version podalique (71 fois), soit qu'on y eût eu recours pour une présentation du tronc (43 fois), soit qu'on l'eût pratiquée dans les présentations de la tête, seule ou concurremment avec le forceps ou le céphalotribe; dans quelques-uns de ces derniers cas pourtant il serait difficile de décider si c'est la version ou les autres manœuvres que l'on doit accuser. Simpson qui, on le sait, préconise, dans les rétrécissements moyens du bassin, l'emploi de la version podalique de préférence au forceps, s'efforce de montrer qu'elle expose moins que l'instrument aux ruptures utérines, mais il faut reconnaître que ses raisonnements sont loin d'être concluants et que ce qu'il avance est plutôt hypothèse que faits bien démontrés. Pour compléter notre statistique relativement aux manœuvres obstétricales, nous trouvons 37 cas de ruptures causées par le forceps, 10 par le cephalotribe et 30 par des manœuvres obstétricales sans autre désignation. Ajoutons aussi qu'avec le céphalotribe la rupture peut arriver ou par une application malheureuse de l'instrument ou par perforation de la matrice par des esquilles provenant des os du crâne broyé.

A quel moment du travail se fait la rupture? Nous avons déjà dit que Crantz, et Mme Lachapelle après lui, pensent que la déchirure, au moins la déchirure spontanée, ne peut pas être observée avant la rupture des membranes. C'est là une assertion trop absolue. Bien que ce soit un fait fort rare, la science n'en possède pas moins des exemples incontestables et les observations de Gehler (1), Molitor (2), Kilian (3) Stoltz (4), Fremineau (5), Havi-

---

1 De utero in partu rupto. Lipsiæ, 17 décembre, 1784.
2 Allgem. zeit., 1833, et Arch. de méd., 2ᵉ série, t. VIII, p. 506, 1835.
3 Cité in Annales d'obstétrique, 1842, et Gaz. des hôp., 1842, p. 483.
4 Gaz. de Strasbourg, 1849, p. 193.
5 Gazette des hôpitaux, 1862, p. 485.

land (1), Copeman (2), auxquels il faut joindre un fait apporté par
F. Ramsbotham (3) et un autre de James Hamilton (4), sont là pour
le prouver. Dans quatre cas, il s'agit d'une rupture spontanée survenue sans efforts violents, sans contractions trop énergiques,
nous y·comprenons le cas de M. Stoltz, car bien que cet auteur
croie que la rupture a été la conséquence d'un toucher trop
brusque, la lecture de son observation ne permet pas de se rallier
à cette manière de voir. Dans le fait de Gehler, une sage-femme
voulant rompre les membranes, déchira l'utérus, et Gehler dut
percer la poche des eaux pour extraire l'enfant. Dans celui d'Ha-
viland, l'accident arriva au moment où la femme se levait. Ramsbotham mentionne simplement en note qu'on a envoyé une fois
à son père une préparation d'utérus dans laquelle l'enfant et les
membranes avaient passé dans la cavité péritonéale, avant que
l'orifice utérin permît l'introduction de deux doigts. Il renvoie à
l'observation 84 de la 1re édition du livre de son père; nous
n'avons pu nous procurer que la 2e édition où cette observation ne
se trouve pas. Il suppose d'ailleurs que dans ces cas il y a toujours
altération du tissu utérin. Les deux cas de Molitor et de Kilian
sont des exemples de guérison rapide après la gastrotomie, et la
malade de Kilian avait déjà subi une opération césarienne.

Mais cette réserve faite, il n'en reste pas moins certain, qu'à
part des cas tout à fait exceptionnels, les membranes sont rompues et les eaux écoulées depuis un temps plus ou moins long,
quand la déchirure arrive; quant à la durée du travail avant l'accident, elle est extrêmement variable et l'on peut dire que l'accident se montre à toutes les périodes, aussi bien dès le début et
alors que l'orifice n'est pas complétement dilaté, qu'après un
temps fort long et quand l'accouchement dure depuis plusieurs
jours.

Malgré les difficultés que présente une statistique du nombre
d'heures écoulées entre le début du travail et le moment de l'accident, nous avons essayé de résumer nos observations dans un

1 Lancet, 1863, t. l. p. 232.
2 Dubl. med. press., 1862, p. 92.
3 Obst. med. and surg. Lond., 1842, p. 589.
4 Cité par P. Dubois, dict. en 30 vol., t. XXX, p. 321, et Cazeaux, 6 édit.
p. 770.

tableau qui nous permît de nous rendre compte de l'influence, de la longueur de l'accouchement; ne nous dissimulant pas d'ailleurs les causes qui rendent nos résultats fort incertains, et qui tiennent à ce que d'une part, soit impuissance à le faire, soit négligence, un grand nombre d'observateurs n'ont pas noté ce détail et que de l'autre, alors même que le commencement du travail est indiqué, il est souvent fort difficile de fixer l'instant précis où la rupture s'est produite. Nous ne nous sommes occupé que des ruptures spontanées; pour elles seulement la longueur du travail a une réelle importance; car si pour les traumatiques, la longue durée peut être une circonstance qui favorise la production de la rupture, ce n'est en tout cas qu'une cause tout à fait accessoire. Nous avons de plus fait quatre groupes : dans un premier, avec un bassin normal et une bonne présentation, l'utérus est sain ; dans un second, l'utérus est malade ; dans un troisième, le bassin est rétréci ; dans un quatrième enfin, la présentation est vicieuse. De plus, je dois ajouter qu'en vertu de la relation intime que j'ai dit exister plus haut au point de vue de la cause, entre les rétrécissements du bassin et le volume exagéré de la tête, j'ai fait rentrer les cas d'hydrocéphalie du fœtus dans le troisième groupe.

Durée du travail.	Utérus sain.	Utérus malade.	Bassin rétréci.	Présentations vicieuses.
1 - 6 heures.	10 cas.	2	9 cas.	
7 - 11 —	13	5	12	1
12 - 18 —	24	2	13	1
19 - 24 —	14	3	9	3
25 - 36 —	13	1	9	2
37 - 48 —	17	3	8	2
2 - 3 jours.	6		4	2
Au-dessus de 3 jours..	5	1		3

Ce tableau met en évidence le danger d'un travail prolongé. On sait, en effet, que la durée moyenne de l'accouchement naturel est de cinq à six heures suivant Mme Lachapelle, et que sur un total de 15,850 cas, Robert Collins en a trouvé 13,412, ou 4 sur 5 terminés en six heures.

Nous aurions voulu faire les mêmes recherches pour la violence des contractions ; mais les renseignements fournis par nos observations sur ce point sont trop vagues, car la plupart du temps il n'est pas fait même mention de l'état des contractions, et nous avons dû renoncer à un travail qui ne pouvait nous donner que des résultats erronés.

SYMPTOMATOLOGIE.

La rupture peut, à ce point de vue, se présenter sous deux formes ou bien elle se traduit par des symptômes qui pour n'être aucuns pathognomoniques, sauf le toucher direct de la plaie, n'en forment pas moins, par leur réunion, un ensemble qui permet d'affirmer avec une presque certitude l'existence de la lésion. Ces cas heureusement pour l'accoucheur sont les plus fréquents ; ou au contraire, soit que la rupture se soit faite graduellement (rupture subaiguë de Mme Lachapelle), soit pour toute autre cause, la totalité ou une partie de ces signes manque et le diagnostic est alors d'une difficulté extrême, telle parfois que l'autopsie seule a permis de reconnaître la déchirure. C'est ce dernier cas surtout, de beaucoup le plus intéressant, que je veux étudier.

Mais d'abord il faut résoudre une question préalable : Y a-t-il des symptômes qui permettent d'annoncer l'imminence d'une rupture et par suite de la prévenir, en un mot existe-t-il des symptômes prémonitoires, comme le croyaient Crantz, Levret et beaucoup d'autres auteurs? Crantz est absolu sous ce rapport, il reproche d'abord à ses devanciers de n'avoir jamais ni prédit la rupture ni reconnu son existence après l'évènement avant l'autopsie, et il continue : « Quand une femme, dans un accouchement laborieux, est menacée d'une rupture de la matrice, elle a le bas-ventre fort élevé et prodigieusement tendu, le vagin retiré, l'orifice de la matrice haut, les douleurs sont vraies, excessivement violentes, laissant très-peu d'intervalle entre elles, et cependant elles ne font point avancer l'accouchement... Cependant le fœtus s'agite, il presse la matrice dans des intervalles de temps qui ne sont point réglés et la secoue fortement. La mère accablée par la violence des maux qu'elle ressent, montre aux assistants le siège du mal, jusqu'à ce que le fœtus venant à s'élancer fortement, il perce la matrice par un coup violent qu'il lui applique, ou il la déchire si la partie que presse la matrice est obtuse. » (1). Il est facile de voir que ce n'est là que les symptômes d'un travail long et difficile, mais que rien dans cette description n'autorise à soupçonner sur de telles apparences la menace d'une rupture. Il en est de même des autres signes indiqués par ses successeurs, tels que le pincement des os du crâne entre le promontoire du sacrum et la symphyse du pubis, l'œdème d'une ou des deux lèvres de l'orifice utérin, la tuméfaction considérable du cuir chevelu (Ingleby) (2), une violente douleur utérine avec exacerbation et sensation suraiguë et cuisante (Burns); si leur existence oblige l'accoucheur à veiller avec un soin extrême, si quelques-uns même sont suffisants pour justifier l'intervention, il serait téméraire de croire qu'en terminant l'accouchement dans ces conditions, on a empêché une rupture, d'abord parce que dans nombre de cas où la déchirure s'est produite, ils n'existaient pas et en second lieu parce qu'on les a observés au contraire dans d'autres cas où la déchirure n'est pas arrivée. Avec tous les auteurs modernes donc, avec Baudelocque, Blundell, Murphy, John et Francis Ramsbotham, Cazeaux, Lehmann, Scanzoni, etc., nous n'admettons pas de signes prémonitoires; nous accordons que quand il existe certains symptômes, tels que une douleur hypogastrique, l'agitation de la femme, la violence exagérée des contractions, la longue durée du travail, on serait impardonnable de ne pas prendre les plus grandes précautions, mais nous soutenons que dans la plupart des cas, rien n'annonce que la rupture va se produire, et que tous les symptômes donnés sont ou erronés ou si vagues qu'on n'en peut tirer aucun profit; nous n'en exceptons pas même le symptôme indiqué par Roberton (3) qui : « incline à croire qu'une douleur en forme de crampe et de

---

1 Crantz, loc. cit. p. 401.
2 Dubl. journ. t., VI'I, p. 445.
3 Elinb. med. an l surg. journ., t. XLII, p. 61.

la sensibilité à la pression, dans quelques cas particuliers, de la partie inférieure de l'abdomen, précèdent pour un temps la déchirure de l'utérus arrivant,.... dans la déformation ou le rétrécissement du bassin,» malgré l'appui que lui apporte Tyler Smith(1) qui tout en croyant que : « dans la majorité des cas, il n'y a pas de signes précurseurs, » pense que : « des contractions de l'utérus en forme de crampe, particulièrement au niveau de l'angle sacro-vertébral, ou de la symphyse du pubis, ou des crampes douloureuses des extrémités inférieures peuvent dans certains cas précéder la rupture. » Pour nous, nous n'avons trouvé ce symptôme signalé que tout à fait exceptionnellement, et il ne serait peut être pas difficile de le trouver plus fréquemment mentionné dans les rétrécissements du bassin sans rupture de l'utérus.

Lorsque l'accident se présente avec son cortége ordinaire de symptômes, voici ce qu'on observe. A la suite d'un effort, d'une manœuvre obstétricale, ou plus ordinairement encore au plus haut degré d'une contraction dont bien souvent la violence n'était pas exagérée, la femme pousse un cri perçant, elle s'écrie qu'elle va mourir, que quelque chose s'est brisé en elle; elle accuse une douleur poignante, *angoissante* selon l'expression de Desormeaux dans un point du ventre correspondant d'ordinaire à l'endroit déchiré, ou parfois à la région épigastrique. Si dès le début la plaie a été assez large pour permettre à l'enfant de passer au travers, la patiente éprouve la sensation d'un corps qui glisse dans l'abdomen. De ce moment les contractions utérines cessent, ou si elles persistent quelques instants encore, elles deviennent faibles, rares, inefficaces. Aux douleurs intermittentes du travail succède une douleur plus ou moins vive, mais continue dans le bas-ventre. En même temps apparaissent des symptômes généraux qui « sont exactement ceux que nous devons nous attendre à trouver dans les cas de blessure étendue de quelqu'un des viscères abdominaux » (1). La face est pâle, anxieuse, les traits tirés, une sueur froide couvre le corps, le pouls s'affaiblit de plus en plus pour arriver à être imperceptible, il survient des lipothymies, des syn-

---

1 Lancet, 1856, t. II, p. 371.
2 F.-H Ramsbotham. Loc. cit. p. 594.

copes, la respiration est difficile ; des nausées, des vomissements se montrent. Les symptômes locaux s'accentuent, le ventre se déforme, il s'élargit en s'aplatissant et se ballonne ; l'utérus est douloureux à la plus légère pression. Si l'enfant est passé dans le ventre, on sent les membres plus distinctement et immédiatement sous la paroi abdominale. Parfois même on trouve d'un côté le corps du fœtus et de l'autre l'utérus dur, globuleux, revenu sur lui-même. Par la vulve, il s'écoule tantôt du sang pur et en assez grande abondance, tantôt un liquide brunâtre, sanieux et quelquefois très-fétide, surtout si l'accident est arrivé depuis quelque temps. Au toucher vaginal, si la poche des eaux n'est pas rompue elle est flasque et molle, la partie qui se présente est remontée et hors d'atteinte à moins qu'elle ne fût fortement engagée dans le petit bassin au moment de l'accident. Dans quelques cas il y a changement de présentation, la tête par exemple est remplacée par un bras, par les pieds. Enfin le doigt arrive sur la déchirure et alors le doute n'est plus possible. Il faut savoir pourtant que le plus souvent ce n'est que pendant les tentatives pour extraire l'enfant, ou même après sa sortie, pendant la délivrance que la main constate la déchirure, pénètre dans la cavité abdominale et touche les intestins. Quelquefois les accidents se calment momentanément et la femme épuisée par les souffrances que lui causaient les efforts violents qu'elle faisait pour hâter sa délivrance, accuse presque aussitôt après la rupture un bien-être et un soulagement extrêmes. « Ce calme trompeur, dit M. Dubois, coïncide en général avec une sensation de chaleur douce répandue dans le ventre ; il est en général de courte durée. « Les symptômes menaçants apparaissent pour la première fois ou reviennent et la mort termine presque constamment la scène au bout d'un temps des plus variables. Tel est le tableau que présente le plus habituellement la rupture utérine et dans ces cas, pas de doute, l'accoucheur ne sera pas trompé. Malheureusement il n'en est pas toujours ainsi. Comme on peut le voir, il n'est aucun des symptômes énumérés, qui pris isolément ne se rencontre dans bien d'autres circonstances où la déchirure de la matrice ne peut pas être mise en cause. C'est par leur réunion, leur groupement, qu'ils acquièrent leur importance et reudent le diagnostic facile. Mais qu'ils viennent à manquer, qu'ils fassent défaut en totalité ou en partie, l'on comprend quelle difficulté surgira alors.

Ce n'est pas à dire pourtant que tous ces symptômes aient la même valeur et il en est un certain nombre qui pourront manquer sans pour cela obscurcir beaucoup le diagnostic. A en juger par ma statistique voici leur ordre d'importance ou pour mieux dire de fréquence. Sur 580 cas on a rencontré :

La cessation brusque des contractions, 218 fois.		256 fois.
id. graduelle id. 38 fois.		
L'altération du pouls.		179
L'abbattement, prostration, etc.		151
L'hémorrhagie externe (35 fois elle fut légère).		148
Les vomissements.		147
La rétrocession de la partie.		146
Une douleur abdominale.		133
L'altération des traits.		115
Les parties fœtales sous les téguments.		77
Une douleur vive au moment de la rupture.		62

Les autres accidents se sont montrés trop rarement et d'une façon trop arbitraire pour que nous jugions utile de les faire entrer dans ce tableau.

Mais à côté de ces signes véritablement capitaux il en est quelques autres qui pour s'être présentés dans des cas tout à fait exceptionnels, méritent pourtant d'être signalés et étudiés, parce qu'ils peuvent apporter de puissants éléments au diagnostic.

Mentionnons d'abord le bruit de craquement entendu au moment de la rupture par la malade et même par les assistants. On a beaucoup discuté et on discute encore non-seulement sur la valeur, mais même sur l'existence de ce bruit qu'on a comparé à celui que fait un bâton en se cassant. Tandis que depuis Steidele il est à peu près unanimement admis par les anciens auteurs, il est contesté par une partie des modernes ; et au premier rang de ceux-ci il faut placer M. Depaul qui, d'après M. Devillez(1).

(1) Loc. cit., p. 36.

« pense que ce bruit est purement théorique, et pour sa part
ne l'a jamais entendu. » Bien que M. Hervieux n'ait trouvée notée
que dans une observation, cette circonstance qu'il considère comme quelque peu invraisemblable, nous la rencontrons, nous,
dans 24 cas et dans quelques-uns avec des garanties d'authenticité sérieuse et notamment dans une des observations de la Maternité reproduite plus loin, et si nous croyons qu'un pareil fait doit
être rare, au moins ne nous paraît il pas impossible. Quant à l'ex·
plication de sa production nous ne nous hasarderons pas à la
donner, on sait seulement que selon Mme Lachapelle, Cornax aurait reconnu que ce bruit n'était qu'un borborygme violent.

A côté il faut placer la sensation d'un mouvement violent du
fœtus, mouvement qu'ainsi que nous l'avons dejà dit, on pensait
autrefois être la cause de la rupture. Très-rare puisqu'elle n'est
indiquée que 8 fois, elle paraît due plus que probablement à des
mouvements consulsifs de l'enfant à l'instant où il passe dans la
cavité péritonéale et où sa vie est fortement compromise.

Le Dr M. Clintock attache une grande importance à la cessation
brusque des battements du cœur fœtal. Nous n'avons trouvé ce
symptôme mentionnné qu'un bien petit nombre de fois (7), mais
peut-être cela tient'il à ce qu'on ne l'a pas cherché avec un soin
suffisant et il paraît assez vraisemblable qu'il doit exister dans la
plupart des cas, l'enfant mourant presque toujours rapidement.

La déformation subite du ventre est encore un bon signe quand
elle existe. Elle consiste d'abord dans un aplatissement et un
élargissement du ventre qui devient plus souple et paraît quelquefois partagé en deux parties par un sillon médian, de telle
sorte qu'on peut percevoir deux tumeurs, l'enfant d'un côté, l'u-
térus rétracté de l'autre. Quelques auteurs signalent une fluctuation très-manifestement perceptible et causée par la présence du
sang versé dans la cavité péritonéale. Cette fluctuation ne peut,
on le conçoit, être constatée que lorsque l'enfant est resté dans
l'utérus, c'est-à-dire alors que manquent un certain nombre de
symptômes de la rupture. C'est donc à ce point de vue un signe
de quelque valeur. Il a été possible a Scanzoni (1) de suivre une

(1) Scanzoni. loc. cit., p. 225.

fois par la percussion les progrès de l'hémorrhagie et de reconnaître une déchirure utérine qu'aucun autre symptôme bien accusé ne trahissait.

« Le Dr M. Clintock, dit le *Dublin quarterley Journal* (1), attire particulièrement l'attention sur un symptôme qu'il a observé dans un cas de rupture de l'utérus et qu'il considère comme pouvant à l'avenir avoir de la valeur dans le diagnostic de la déchirure de la matrice et du vagin. Ce symptôme est un état emphysémateux de la paroi hypogastrique. Son existence fut dévoilée par le stéthoscope pendant qu'on cherchait les battements du cœur fœtal. Examinée de cette façon la crépitation était forte et distincte; mais elle n'était pas aussi sensible à la main, sauf quand on exerçait une pression énergique dans le point favorable. Alors elle était évidente et fut reconnue par le Dr C. Montgomery et plusieurs élèves qui étaient présents.

« Les autres symptômes étaient si vagues, que la possibilité d'une rupture semblait très-douteuse. Il n'y avait pas de prostration, pas de rétrocession de la partie fœtale qui se présentait et pas de cessation des contractions. Après s'être assuré que l'emphysème ne s'était pas étendu à la poitrine et au cou, et qu'il était limité à la région suspubienne et iliaque, le Dr M. Clintock en inféra que l'air avait trouvé passage à travers quelque déchirure du canal génital. On trouva à l'autopsie le ligament large gauche emphysémateux et il existait une déchirure du côté gauche de l'utérus à la jonction du col avec le corps. » « La production rapide d'un vaste emphysème du tissu cellulaire sous-cutané de l'hypogastre par pénétration de l'air à travers le point déchiré est établi par Kivisch et Rottereau comme un excellent signe pathognomonique des ruptures du segment inférieur de l'utérus (2). » Malheureusement il n'existe qu'exceptionnellement, nous l'avons observé dans notre second fait mais seulement à l'autopsie, il est probable pourtant qu'on l'eût reconnue pendant la vie, si on l'avait cherchée avant que le ventre eût acquis cette tension et cette sensibilité extrêmes qui rendaient toute exploration impossible à

(1) Dubl. quaterly. Journal, t. XXIV, p. 450, 1057.

(2)Kiwisch et Rottereau. Klinische vortrage I Abth., p. 223, cités par Lehmann. Loc. cit. p. 44'.

l'entrée de la malade dans nos salles. Il en eut, sans douté, été de même dans le cas de Paully (1). Dans le résumé que nous avons pu nous procurer de cette observation, il n'y a pas de symptômes décrits ; mais, à l'autopsie, on trouva : « au-dessus des symphyses, sous la paroi abdominale, une tumeur de la grosseur du poing, formée par le péritoine soulevé, communiquant avec la rupture et remplie de sang et d'air. » La rupture siégeait au col, longitudinale d'abord, elle devenait transversale à l'union du col et du corps. Dans un des faits rapportés par Ross (2), la partie la plus proéminente du ventre était exceptionnellement molle ; on prit d'abord cette tumeur pour la vessie ; l'autopsie prouva qu'elle était formée de gaz et de sang qui soulevaient le péritoine. La rupture était en arrière et à gauche, au-dessus de l'orifice. Dans le cas de Crighton (3), outre tous les signes d'une rupture utérine, on sentait avec la main, et on entendait à l'auscultation la crépitation produite par un emphysème du tissu cellulaire de l'hypogastre. La rupture, résultat de manœuvres obstétricales, était transversale et siégeait à l'union du col et du corps. Crighton fit la gastrotomie quatorze heures après la rupture, retira l'enfant et le placenta, passés dans la cavité abdominale, enleva avec soin le sang et les caillots, et la malade guérit au bout de trois mois. Schatz (4) note qu'après l'accouchement, chez une femme qui avait une grande déchirure du côté gauche, il existait, entre la crête iliaque et la dernière côte à gauche, un espace large de plusieurs doigts, très-douloureux, donnant un son clair à la percussion, et limité par une ligne horizontale. On ne put trouver de connexion entre cette partie emphysémateuse et la région utérine. Les jours suivants, cette tumeur de l'hypochondre gauche, certainement formée par du sang provenant de la rupture, augmenta pour diminuer au bout d'une semaine par l'issue, par le vagin, d'un flot de pus. La malade guérit en six semaines. Enfin, on pourrait rappro-

(1) Bibliothek for Lœger, Bd. XIII, p. 203, cité dans le Schmidt's Jahrbücher, p. 107, p. 191, 1860.
(2) Annals of medicine, t. III, p. 303, 1798.
(3) Edimb. med. journ., t. VI p, 1044.
(4) Archiv. f. gynœkologic, Bd. I. Hft. I. Berlin, 1870, p. 150.

cher deux faits de M⁰ Alliot, dans lesquels il est noté une tympanite de la région hypogastrique. Pour les deux auteurs qui ont
spécialement étudié ce symptôme, cet emphysème est produit
par l'entrée de l'air dans le tissu cellulaire sous cutané, et indique
une plaie du segment inférieur de l'utérus ou de la portion supérieure du vagin.

Un des premiers, sinon le premier, à ce que je crois, du moins,
dans mon mémoire, j'ai appelé l'attention sur la valeur d'une
tumeur sanguine située dans la région hypogastrique et simulant, au point qu'on s'y trompe, la vessie distendue par l'u-
rine. Voici en quels termes je la décrivais : « On trouve au-
dessus du pubis une tumeur volumineuse, bien circonscrite et
ressemblant à la vessie distendue par l'urine. Elle faisait pourtant
une saillie plus nettement limitée et paraissait remplie par une
masse comme gélatineuse. Nous crûmes tous que cette tumeur
était formée par la vessie, bien que le cathétérisme pratiqué plusieurs fois, tant avec une sonde en métal, qu'avec une sonde en
gomme élastique, n'amenât pas d'urine. » Et dans les réflexions
je disais : « Cette tumeur était sans nul doûte produite par un
épanchement sanguin circonscrit sous le péritoine. Nous avons
pu, en effet, à l'autopsie, en remplissant cette vaste cavité sous-
péritonéale, reproduire assez bien la saillie constatée pendant
l'accouchement. Suivant la remarque qu'en fit M. Tarnier, une
tumeur semblable pourrait faire diagnostiquer une rupture de
l'utérus. Si donc, on constate d'autres fois une tumeur située au-
dessus du pubis simulant la vessie, mais ne s'affaissant pas malgré l'introduction d'une sonde dans la cavité vésicale, on pourra,
songeant à notre fait, se demander s'il n'y a pas de lésion utérine,
et on devra en rechercher les autres signes. Ceux-ci viendraient-
ils à manquer, que l'accoucheur n'en devrait pas moins garder de
vives inquiétudes, car l'intumescence de la région hypogastrique
peut être le seul phénomène appréciable, du moins pendant quelque temps. » J'ajoutais, dans une note : « Il nous semble, qu'en
outre, elle pourrait en faire reconnaître le siége. Il faut, pour
qu'une semblable tumeur se produise en ce point, que la déchirure
porte sur la paroi antérieure de l'utérus et même sur le segment
inférieure de cette paroi. Il faut, de plus, que l'épanchement ne

soit pas assez considérable pour décoller le péritoine jusqu'au ligament large ; autrement, le sang, fusant entre les deux feuillets de celui-ci, s'accumulera dans le petit bassin et la fosse iliaque, et la tumeur ne pourra pas se former. Il reste enfin à se demander si d'autres causes qu'une plaie de la matrice ne pourraient pas produire cette même saillie.

Depuis, nous avons trouvé une observation de Cock (1), qui constata chez sa malade, sept heures après la rupture, « une tumeur molle fluctuante, qui n'était pas la vessie et qu'on sentait à l'hypogastre. » La rupture siégeait au côté droit en avant et près du col. A l'autopsie, on trouva une demi-pinte de sang dans la cavité péritonéale, et un peu de pus entre la vessie et les pubis ; la patiente avait vécu sept heures après la rupture.

A côté de ces deux faits, il faut mettre une observation de Letenneur (2) et une de Beatty (3). Dans la première, il existait sur le côté droit du ventre, sous la paroi abdominale, une tumeur très-douloureuse, du volume d'une tête d'enfant, mais pas aussi dure, et autour d'elle on sentait de la fluctuation. La rupture allait du col au fond de l'utérus. Malheureusement, l'autopsie n'ayant pas été faite, on ne peut savoir par quoi était produite la tumeur, et à quoi, due la fluctuation. Beatty a vu, au-dessus des pubis, une tumeur molle, mal limitée qui augmentait de volume, s'étendait latéralement entre l'utérus et la paroi abdominale, et que l'autopsie démontra être formée par du sang épanché en grande quantité dans la cavité péritonéale. La rupture était au col au niveau de l'angle sacro-vertébral. Enfin, Rob. Collins (4) cite un cas dans lequel le péritoine était distendu comme une vessie (ressembling à Bladder), par du sang épanché sous lui, et l'on pourrait, jusqu'à un certain point, rapprocher ce fait des précédents.

Hecker (5) a signalé dans deux cas l'existence de tumeurs parfaitement analogues aux nôtres et n'en différant que par le siége. « .... Un signe que j'ai pu constater jusqu'à présent dans deux

(1) N. y journ. med., 1855, in Trask. Loc. cit., 1856.
(2) Journ. de soc. med. de Nantes in Gaz. med. de Paris, 1855.
(3) Contrib. to med. and. Midwifery, Dublin, 1866.
(4) Treat. on Midwifery, Lond. 1836, p. 300.
(5) Mon. f. Geburtsk ; avril, 1868, p. 292 et Arch. de méd., nov. 1868, p. 583.

cas, et qui, à ce qu'il me semble, indique avec une grande certitude l'apparition d'une rupture utérine incomplète (les Allemands appellent ainsi les ruptures avec conservation de l'intégrité du péritoine) : c'est l'existence d'une tumeur refoulant en arrière ou sur les côtés la paroi antérieure du vagin et produite par un épanchement de sang dans le tissu cellulaire situé entre la vessie, l'utérus et le vagin, en un mot pour la formation d'une hématocèle anté-utérine extrapéritonéale.... Toutes les fois que dans le cours d'un accouchement qui, sans cela, ne porterait peut-être pas en soi de caractère suspect, il se forme sur la paroi antérieure du vagin, une tumeur tendue, élastique, rapidement croissante, et que cette tumeur ne peut être produite ni par une chute du vagin, ni par une cystocèle vaginale, l'existence d'une rupture incomplète de l'utérus est extrêmement probable. » Ross (1) paraît avoir observé un symptôme à peu près semblable, il trouva dans un cas, dans le vagin, un corps large, mou, en connexion avec le vagin. A l'autopsie, du sang soulevait le péritoine, puis s'était épanché dans la cavité péritonéale.

Nous avons déjà dit et notre tableau le montre, que les vomissements sont un des signes les plus fréquemment observés dans les ruptures utérines ; mais d'après quelques auteurs ces vomissements auraient des caractères particuliers, ils seraient gris, noirâtres ou tout à fait bruns, couleur marc de café ; dans certains cas même ce seraient de véritables hématémèses (Lehmann). John et Francis Ramsbotham signalent cet aspect des matières vomies et d'après Lever (2) : « le vomissement du liquide de ce caractère (marc de café) est toujours un grave symptôme surtout s'il s'accompagne de marques d'épuisement. Je n'ai jamais vu un cas de rupture de l'utérus ou du vagin sans lui, mais je l'ai rencontré dans des accouchements qui se sont terminés favorablement, mais alors il n'était pas accompagné des autres symptômes qui habituellement, se montrent avec les lésions sérieuses. » Dans notre relevé il est noté 27 fois et dans quelques cas ce fut un des signes qui fixèrent le plus l'attention du médecin.

(1) Lond. journ. of medecine, 1850, p. 136.
(2) Annals. of. med, t. III, p. 303, 1798.

Au toucher vaginal, il est une sensation indiquée par un petit
nombre d'auteurs, qui en trouvant un corps mou, mal défini, mal
limité, crurent à une insertion du placenta et expliquèrent ainsi
l'hémorrhagie qui survenait. Molitor (1), le premier signale ce
symptôme : « On trouva, dit-il (aussitôt après la rupture), plusieurs tumeurs molles dont on ne connut pas la nature, excepté
une qui parut formée par une portion du placenta, engagée dans
l'orifice utérin.... 20 heures après, par l'exploration des parties
génitales.... au détroit supérieur on trouvait la substance qui
avait été considérée comme une portion du placenta, descendant
dans le vagin par son bord convexe, de la longueur de 6 pouces
environ, de la grosseur d'un pouce, d'une consistance charnue,
polie sur ses deux faces. » La poche des eaux était entière et
l'œuf (avec le placenta par conséquent) passé dans la cavité abdominale. Puis Ordinaire (2) note en même temps que la hernie
d'une anse intestinale, l'existence d'une masse fongueuse, molle,
qu'on prit d'abord pour le placenta, mais qu'on reconnut plus
tard pour une des lèvres de la plaie. « En pratiquant le toucher
vaginal, dit Vaudin (3), je constatai que la présentation qui était
haute et évidemment juste au-dessus du rebord pelvien, consis-
tait en une substance molle, facilement pénétrée par le doigt, et
semblait être le placenta. L'existence d'une hémorrhagie considérable, évaluée à 3 pintes de sang, qui avait commencé quatre
heures après l'accouchement et continuait encore, paraissait justifier cette hypothèse, et je pensai que j'avais affaire à une insertion sur l'orifice utérin du placenta dont la structure avait été
altérée par une maladie ou de quelqu'autre manière. Mais le doigt
poussé au travers de cette masse ne confirma pas cette supposi-
tion, bien que l'issue d'un flot de sang suivît le retrait de ma
main. » L'auteur ne paraît pas avoir cherché à se rendre compte
de la nature de cette masse que nous croirions volontiers n'être
qu'un caillot; il dit seulement qu'à l'autopsie le placenta entier et
sans lacération était dans la cavité du bassin et que deux caillots
se moulaient sur la partie du bassin avec laquelle ils étaient en

(1) Obs. citée.
(2) Journ. de méd. et chirurg. prat.; 1846, p. 296.
(3) The Lancet, 30 sept., 1854, t. II, p. 573.

contact. Dans un cas rapporté par Giles (1), deux médecins crurent sentir le placenta, ce n'était pas lui car il fut laissé au milieu
des intestins après l'extraction très-pénible du fœtus à travers la
déchirure. Dans un autre mentionné par Copeman (2 , on crut
aussi à une présentation du placenta, mais l'erreur était beaucoup
moins excusable car c'était une présentation du siége. Enfin,
dans l'observation que nous devons à M. Desplats, il indique
d'une manière très-nette qu'il sentit un corps mou, s'étendant
surtout vers le côté droit et rappelant le placenta par sa consistance, il crut donc à une insertion vicieuse du placenta et quatre
de ses collègues partagèrent cette manière de voir. Mais même
alors qu'il eut introduit sa main dans l'utérus, « je trouvai devant
moi dans tous les sens ce corps que nous avions tous pris pour
le placenta, je crus alors que le placenta était inséré centre pour
centre, j'essayai avec beaucoup de précautions de me frayer un
chemin vers la gauche, mais je rencontrai toujours le même corps
mou et friable. Je me portai alors en arrière où je trouvai le
même obstacle. En me dirigeant en arriere et à droite, ma main
entra librement ». L'enfant était dans la cavité abdominale avec
le placenta. A quoi est due cette sensation? Plus que probablement,
ainsi que le dit Ordinaire, elle est produite par les lèvres de la
plaie utérine, qui, molles, fongueuses, mal rétractées, parfois rou-
lées sur elles-mêmes, peuvent en effet donner une sensation très-
analogue à celle du placenta. Peut-être dans quelques cas un
caillot pourra-t-il causer la même erreur. Hâtons-nous d'ajouter
que dans un cas comme dans l'autre cette erreur ne devra jamais
être que temporaire et qu'un examen attentif permettra toujours
de l'éviter ou de la redresser. Dans un fait de M. Delmas (3) on
sentait par le vagin une tumeur molle et inégale qui avait remplacé la tête remontée.

L'hémorrhagie, conséquence de la rupture de l'utérus, est un
accident très-fréquent pour ne pas dire constant de cette lésion.
On peut dire en effet qu'il n'est peut-être pas de cas où elle n'ait

(1) Med. Times; 1857, t. I, p. 486.
(2) Dubl. med. press. 2ᵉ série, t. VI, p. 92, 1862.
(3) Journ. de la Soc. de méd. de Montpellier, 1842.

existé. Mais elle peut être interne ou externe, ou pour parler plus exactement, le sang peut être versé seulement dans la cavité abdominale ou couler à la fois et dans le petit bassin et à l'extérieur par la vulve ; il est tout à fait exceptionnel, et je ne sache même pas qu'il y ait d'observation bien rapportée dans laquelle une hémorrhagie vaginale n'ait pas été accompagnée d'épanchement sanguin intra ou sous-péritonéal.

Quand elle est purement interne, cette hémorrhagie est le plus souvent difficile à reconnaître, car sauf les cas fort rares où par la fluctuation, la matité croissante ou l'apparition d'une tumeur sanguine dans la région hypogastrique ou l'un des flancs, on peut suivre les progrès de l'épanchement, elle ne se traduit d'ordinaire que par les symptômes communs à toutes les hémorrhagies internes, symptômes qui, dans ce cas particulier, se confondent en grande partie avec ceux qui résultent de la blessure de l'utérus et surtout du péritoine.

Quand elle est externe, ou bien l'hémorrhagie est dès l'abord très-abondante ou le devient rapidement, c'est un flot de sang pur, rutilant, artériel, qui s'écoule par la vulve menaçant immédiatement la vie de la mère. Ou non moins souvent peut-être, elle consiste en l'écoulement d'une sérosité plus ou moins teintée de sang de quantité variable et parfois d'une fétidité extrême. D'autres fois ce sont quelques gouttes d'un sang noir très-foncé, visqueux, d'apparence sirupeuse, et M. Tarnier paraît attacher une certaine importance à cet aspect du liquide déversé. Cet état du sang se trouve en effet mentionné dans quelques-unes des observations que nous avons recueillies ; mais il faut bien reconnaître que le nombre de ces cas est très-minime. Nous avons déjà donné la fréquence relative de l'hémorrhagie externe ; 148 fois, avons-nous dit, nous avons trouvé ce symptôme ; il faut ajouter que 35 fois l'hémorrhagie est indiquée comme légère, enfin dans 31 cas il est formellement mentionné qu'il n'y eut pas d'écoulement à l'extérieur. Nous verrons plus loin à propos de l'anatomie pathologique quelles sont les diverses formes que peut revêtir l'épanchement dans la cavité abdominale.

On a cherché à expliquer ces variétés dans la quantité de l'hémorrhagie, et son absence dans certains cas. D'après

M. Hervieux(1),l'existence ou l'absence de l'hémorrhagie externe, son abondance, son aspect, etc., peuvent tenir à des causes variées. « Le flux sanguin, dit-il, sera nul ou peu abondant : 1° quand la déchirure portera sur des parties peu riches en vaisseaux, telles que le col ou son voisinage ; 2° lorsqu'une partie fœtale engagée à travers la plaie exercera une compression salutaire sur les vaisseaux divisés de la solution de continuité ; 3° enfin, quand l'œuf passant tout entier dans l'abdomen, l'utérus deviendra le siége d'une rétraction assez énergique pour oblitérer les orifices vasculaires devenus béants. L'hémorrhagie acquiert, au contraire, son maximum d'intensité : 1° Dans les cas où la rupture a pour siége le lieu d'insertion du placenta ; 2° dans ceux où la rupture, portant sur un point autre que ce lieu d'insertion, le placenta a été décollé ; 3° dans les cas où l'inertie de la matrice s'oppose à l'oblitération des vaisseaux déchirés.

« La source du sang versé, dit Burns (2), est attribuée plutôt aux vaisseaux allant au placenta et à l'ouverture des sinus par le détachement de celui-ci qu'aux bords lacérés de l'utérus, mais les deux y prennent part. » Enfin, quelques auteurs pensent que les ruptures des bords de l'utérus, s'accompagnent d'une hémorrhagie beaucoup plus abondante, mais, alors presque toujours interne, parce que c'est par là que les gros vaisseaux arrivent à l'utérus. Il est à remarquer, d'ailleurs, que l'hémorrhagie externe se rencontre plus fréquemment dans les cas de lésions du col utérin, ce qui s'explique parce que d'une part cette région étant beaucoup moins rétractile que le corps, les vaisseaux restent béants, et que de l'autre, la tête ou la partie qui se présente ne peut pas la comprimer. Enfin, le sang a toute liberté pour s'écouler au dehors, la présentation ne faisant pas bouchon comme pour celui versé par une blessure du corps.

C'est, avons-nous dit, par l'ensemble, le groupement des symptômes que peut se faire avec sûreté le diagnostic d'une rupture utérine, et nous ajoutons que malheureusement un ou plusieurs de ces symptômes peuvent manquer et le rendre alors, sinon impossible, au moins fort difficile.

(1) Loc. cit. p. 505.
(2) Loc. cit. p. 526.

Tout d'abord il est des cas dans lesquels tous les signes d'une rupture utérine manquent complétement, et l'autopsie seule permet de reconnaître la cause de la mort. Tous les auteurs s'accordent pour signaler de tels faits; nous avons déjà rapporté l'opinion de Delamotte, Burton, Denmann, qui pensent qu'un assez grand nombre de cas de ruptures ont dû être méconnus. « On a même vu, dit Deneux (1), quelques femmes rester dans un état de tranquillité et périr tout à coup sans que la rupture eût été annoncée par aucun signe. » Les traducteurs de Churchill en citent un exemple emprunté à M. Dubois, et dans nos recherches nous avons vu 57 fois les auteurs déclarer qu'il n'existait aucun symptôme qui pût faire soupçonner la lésion de la matrice. Dans quelques cas même, sur lesquels nous reviendrons plus loin, l'accouchement s'était terminé spontanément.

D'autre fois un seul phénomène insolite appelle l'attention du médecin. C'est tantôt alors un affaiblissement subit de la femme, précédé ou suivi de douleurs plus ou moins vives dans le ventre, tantôt une douleur fixe, aiguë, déchirante dans la région hypogastrique, tantôt enfin des vomissements plus ou moins répétés, et surtout des vomissements noirs. Dans quelques cas c'est en examinant où en était le travail que, ne trouvant plus la partie fœtale, le chirurgien a découvert le terrible accident. Mais beaucoup plus souvent encore, c'est l'apparition d'une hémorrhagie parfois légère, et surtout la cessation brusque ou graduelle des contractions, cessation que ne peut expliquer, ni la marche du travail ni l'état général de la patiente, qui éveillent l'attention et invitent à un examen plus attentif, qui ne laisse bientôt plus de doute.

Mais d'ordinaire l'accoucheur constate bien un ensemble de symptômes qui lui paraissent se rapporter à la rupture utérine; mais quelques-uns des plus importants, de ceux qu'il a été habitué à considérer comme presque pathognomoniques, font défaut; alors il hésite, heureux quand rassuré par leur absence il ne s'endort pas dans une fausse sécurité. Les principales causes d'erreur de ce genre sont dues au manque de symptômes géné-

(1) Thèses de Paris, 1804.

raux, à celui de l'hémorrhagie externe, à la fixation de la partie qui se présentait dans la position qu'elle occupait avant l'accident, mais surtout et avant tout à la persistance d'action de la matrice.

Le défaut de rétrocession de la partie peut tenir, soit à ce que fortement poussée dans le détroit supérieur, enclavée dans le petit bassin par les contractions utérines, elle se trouve quand celles-ci cessent d'agir étroitement enserrée par ce canal, soit aussi, mais bien plus rarement, à ce que l'utérus ayant gardé son énergie, maintient cette partie et s'oppose à ce qu'elle remonte; mais l'une des plus grandes, sinon la plus grande de ces causes d'erreur, c'est la persistance des contractions utérines après l'accident. Déjà en 1868 (1), nous avons appelé l'attention sur ce symptôme et tenté d'étudier ce phénomène. Nos recherches ultérieures nous ont permis d'ajouter quelques faits nouveaux (2) à ceux que nous avions rassemblés ; mais, comme ils changent peu ou point nos conclusions, nous nous contenterons ici de reproduire notre mémoire antérieur en l'écourtant.

Nous avons vu que, de tous les symptômes, la cessation des contractions utérines était celui qui se montrait de beaucoup le plus souvent, et lorsqu'on parcourt nos divers auteurs, on ne trouve même pas mentionnée la possibilité de la persistance des contractions. Sur ce point l'accord est parfait entre tous les accoucheurs (je me hâte d'ajouter les accoucheurs classiques français ; nous verrons plus loin qu'à l'étranger surtout, mais en France aussi, quelques auteurs ont signalé ce dernier phénomène), pour déclarer qu'aussitôt que, pendant ce travail, une rupture se produit dans le tissu utérin, elle a pour un de ses premiers effets d'amener la cessation subite ou tout au moins l'affaiblissement et l'irrégularité des contractions, c'est un des points les mieux établis dans l'histoire de ces accidents du moins en France. On ne trouve pas même, si ce n'est dans une phrase de Cazeaux (4), la plus petite restriction ; c'est qu'en effet, il faut bien reconnaitre que la continuation d'action de la matrice, après qu'elle a été blessée, est un phénomène rare, et cette rareté est peut-être aug-

(1) J. Jolly. Arch. de méd. p. 287 et suivantes.
(2) Cazeaux. Traité de l'art des Accouchements, p. 774. Paris, 1862.

mentée par les difficultés qu'on éprouve quand on veut rechercher son existence. En effet, dès le début de mes recherches bi-
bliographiques, je me heurtai à des obstacles de diverses sortes.
Le premier et l'un des plus grands, c'est l'absence de détails suffisants dans beaucoup d'observations. La plupart des auteurs, en
effet, qui ont publié des cas de rupture utérine l'ont fait en vue de
signaler ou de faire ressortir un point qui leur paraissait intéressant, et plusieurs, sous l'influence de cette préoccupation, ont
omis de signaler une partie des autres symptômes ; or, entre
tous, l'état des contractions a été le plus fréquemment oublié. Un
second obstacle non moins grand tient à la difficulté de fixer
d'une manière précise le moment où s'est faite la déchirure. Si l'on
considère que la rupture de l'utérus n'a pas de signe pathognomonique, et que pour la plupart des auteurs la cessation des contractions est un des meilleurs signes pour poser le diagnostic, on
concevra quelle difficulté celui ci doit présenter quand l'utérus continue à fonctionner. Qu'on ajoute à cela que, lorsque le symptôme
arrêt des contractions utérines vient à faire défaut, il n'est pas
rare de voir manquer aussi la plupart des autres, et l'on comprendra que, dans un certain nombre de cas, il soit impossible de
reconnaître une pareille lésion. Et cependant, pour savoir si
l'organe a conservé ses fonctions après sa rupture, il est indispensable de savoir à quel moment celle-ci est apparue. Diverses autres précautions tout aussi importantes nous étaient encore re-
commandées. Ainsi nous avons éliminé toutes les observations
dans lesquelles la lésion s'est produite pendant une opération
obstétricale suivie de l'extraction immédiate du fœtus. Le temps
qui s'écoule entre l'apparition de la plaie utérine et la sortie de
l'enfant est trop court, dans ce cas, pour qu'on puisse constater la
persistance des contractions.

Enfin nous n'avons pris que les cas où les contractions ont persisté, énergiques et régulières, jusqu'à la terminaison naturelle
ou artificielle de l'accouchement. C'eût été grossir notre chiffre
inutilement et sans grand profit que d'y adjoindre tous ces faits,
si fréquents et si connus, de ruptures utérines après lesquelles on
voit encore quelques efforts expulsifs faibles et irréguliers.

Nous ferons remarquer aussi que nous aurions augmenté de

beaucoup nos nombres si, au lieu de nous borner aux cas de ruptures de la matrice survenues pendant le travail, nous avions voulu y ajouter celles qui arrivent pendant la grossesse. La quantité est considérable, en effet, des utérus gravides, perforés ou rompus, qui entrent en contraction, soit immédiatement, soit quelques heures ou quelques jours après leur blessure et qui expulsent le fœtus par les voies naturelles ; ces faits sont d'autant plus fréquents que la grossesse est plus rapprochée de son début (1).

Ainsi nous ne faisons allusion ici qu'aux observations dans lesquelles le travail étant commencé, tout à coup, par une cause ou par une autre (manœuvres imprudentes, douleurs trop énergiques ou trop prolongées, déformation du bassin, présentation vicïeuse, etc.), l'utérus se rompt, soit dans son corps, soit dans la portion extravaginale du col, et où, malgré une lésion de son tissu tout entier, les contractions utérines ont persisté, fortes, régulières, et suffisantes dans beaucoup de cas pour amener l'accouchement spontané. Mais on conçoit que toutes les précautions que nous avons dù prendre pour ne recueillir que des faits remplissant toutes ces conditions, et qui nous ont forcé à en éliminer quelques-uns qui ne nous ont pas paru assez certains, toutes ces précautions, dis-je, ont dù contribuer à rendre plus petit le chiffre que nous donnons ici. Nous sommes convaincu que le nombre de cas que nous citons donne une proportion trop faible pour la fréquence de ce symptôme, et peut être se rangera-t-on à notre avis, si l'on veut bien considérer que nous l'avons trouvé signalé cinq fois dans une pratique de dix ans à la Maternité de Paris. Quoi qu'il en soit, nous sommes arrivé à un total de trente-sept observations.

On peut partager ces 37 faits en trois catégories. Dans la première les contractions, bien qu'ayant conservé leur force et leur énergie normales, sont cependant pour une cause quelconque impuissantes à terminer l'accouchement, et le chirurgien doit intervenir. Les cas de ce genre sont au nombre de 14, nous en avons

(1) Voir un mémoire de Dezeimeris (Expérience, 1830, t. IV, p. 33 et suiv.) et Tardieu (Annales d'hygiène, 2ᵉ série, t. III, V. X).

rapporté une partie dans notre mémoire auquel nous renvoyons pour de plus amples détails; ce sont les observations d'Ozanam(1), Aveling (2), Copeman (3), Grunewald (4), Hecker (5); d'autres se trouvent parmi les observations que nous publions à la fin de notre thèse. (Oberv. VIII, IX, XVI, XXI, XXIII.) L'observation de M'Clintoch a été donnée plus haut. L'une des trois dernières appartient à Mme Lachapelle (6). Il s'agit d'une femme qui, après avoir été soumise pendant cinq heures à des tentatives infructueuses d'application de forceps, fut apportée à la Maternité « dans un état de fièvre, d'agitation et de brisement excessifs, les lèvres étaient noires, la langue sèche, l'abdomen très-douloureux, saillant mais régulier. L'angle sacro-vertébral était facilement accessible ; les bords de l'orifice utérin dilaté, ne pouvaient plus être touchés en arrière et à droite. On laissa reposer la malade... Bientôt les douleurs augmentèrent par accès évidemment dus à des *contractions utérines*. »(Mme Lachapelle souligne ces deux mots). Dans la nuit il fallut appliquer le forceps qui, ne suffisant pas, fut remplacé par le céphalotribe, puis le crochet aigu. L'enfant extrait « bientôt l'utérus se *contracte* avec douleurs. » Des accidents de péritonite surviennent et emportent la malade. A l'autopsie, rupture du vagin, et en haut et à droite « déchirure longitudinale qui envahit l'orifice et toute la hauteur du col de l'utérus et pénètre dans l'abdomen. »

Le second fait a été publié par Leclerc (7). Il s'agit d'une femme de 44 ans, enceinte de son sixième enfant, chez laquelle il survint une rupture spontanée qui se traduisit par tous les signes habituels de cette lésion, sauf que les « douleurs expultrices persistaient. » La partie inférieure du corps du fœtus était passée dans la cavité abdominale. On fit d'inutiles tentatives pour extraire l'enfant par la version. A l'autopsie, on trouva une rupture de la

(1) Journ. de méd. t. LXI, p. 89.
(2) Med. Times, t. II, p. 502, 1859.
(3) Obs. déjà citée plus haut.
(4) Petersb. med. Zeit. IX, p. 101. In Canstatt's Jahr., 1865, t. II, p. 312.
(5) Mon. f. Geburtsk; avril, 1868, p. 294.
(6) Prat. des Acc.; t. III, p. 172.
(7) Journ. de méd. de Vandermonde. 1766, t. XXV, p. 532.

partie antérieure de la matrice, rupture dont les bords étaient re-
tractés sur le col du fœtus. Le 3ᵉ fait se rapporte à une observation déjà mentionnée de Hecker (1). L'auteur note l'existence
de fortes contractions amenant du sang, après l'apparition de la
tumeur sanguine du vagin qui, ainsi qu'on le sait, est une preuve
certaine pour lui de l'existence d'une rupture utérine.

Dans une seconde classe se rangent les quelques faits dans
lesquels après avoir perdu, au moment de la production de
l'accident, sa puissance de contraction, la matrice la retrouve
spontanément ou lorsque le chirurgien a fait disparaître l'obstacle qui s'opposait à la sortie de l'enfant. Nous n'avons trouvé
que quatre cas rentrant dans ce groupe, un de Radford (2)
déjà cité dans notre mémoire et trois de Murphy (3). Dans tous
les trois les contractions avaient cessé en même temps que se
montraient tous les autres signes de la rupture, mais après
la perforation de la tête et son extraction avec le céphalotribe
dans deux cas, après les tractions faites sur la tête avec le crochet
dans le 3ᵉ, l'auteur dit expressément que : « l'utérus aide à
l'expulsion du tronc et des membres. »

Dans la 3ᵉ catégorie enfin l'accouchement s'est terminé spontanément, le plus souvent sans que, durant le cours du travail, il
se soit montré aucun symptôme qui pût faire soupçonner l'accident, et nous aurons à discuter dans ces cas à quel moment il
est arrivé. Ces derniers faits sont au nombre de 19. Douze ont
déjà été rassemblés dans notre mémoire. Ce sont ceux de Guillemeau (4), Cathrall (5), Lachapelle (6), Blundell (7), Anonyme (8),
Murphy (9), Bluff (10), Kern (1), Ingleby (2), H. P. Worthing-

(1) Loc. cit.
(2) Obst. trans., t. VIII, p. 184, 1867.
(3) Dublin, journ. t. VII, 1835, p. 211-214-220.
(4) De la grossesse et de l'Acc. des femmes, liv. II, p. 226. Paris, 1621.
(5) Med. faits and observ. t. VIII, p. 146, 1800.
(6) Lachapelle, loc. cit., p. 188.
(7) Blundell. Lancet, t. II, p. 385; 1828-29.
(8) Anonyme. Journ. compl. des sciences méd., t. XLI, p. 200; 1831.
(9) Murphy, loc. cit., p. 220.
(10) Bluff. Journ. de Siebold, t XV, p. 290; 1835.

ton (3), Meachan (4), et notre seconde observation qu'on trouvera plus loin) Obs. XII), auxquels il faut joindre une observation de Wood (5), dans laquelle, en voulant faire la délivrance chez une femme qui avait accouché spontanément à sept mois d'un enfant macéré, il amena à l'extérieur un lambeau détaché du segment inférieur de l'utérus, la femme guérit; une de Gawskel (6), qui vit le fœtus poussé à travers l'anus par les contractions utérines, tomber sur le plancher; il y avait une rupture à la partie postérieure de l'utérus juste au-dessus de l'orifice utérin, qui était cartilagineux, la malade guérit; une troisième, de Brock (7). La femme était primipare, les contractions très-violentes, la tête sur le périnée : « Je la saignai, dit-il, et contins la tumeur périnéale autant que je pus ; mais, en dépit de tous mes efforts, la force des contractions continuant, l'utérus fut rompu au haut de l'orifice vers le fond, au moins dans l'étendue de six pouces, et l'enfant et le placenta furent chassés à travers l'orifice utérin; le périnée n'eut qu'une petite déchirure. La femme guérit en peu de temps et eut un autre enfant. Dans le fait de Squibb(8), la femme eut un enfant mort-né après un travail des plus longs et des plus difficiles ; hémorrhagie abondante, mais peu de symptômes alarmants jusqu'au dixième jour, où revint une perte considérable : morte cinq jours après. On trouva, à l'autopsie, une déchirure des portions supérieure et antérieure de l'utérus près du col et un abcès de la paroi inférieure du vagin. »

« La malade, dit Storer (9), était primipare ; elle avait un

1. Kern. Wurt. correspond. Blatt., n° 25 ; 1852. In Canstat. Jahr., 1852, t. IV, p. 445.

2. Ingleby. Dubl. Journ., t. VIII, p. 449 ; 1836.

3. II. P. Worthington. Amer. Journ., 2ᵉ série, t. XXVIII, p. 578 ; 1854.

4. Meachan. New-York Journ., mars, p. 287 ; 1859. In Med. Times, t. I. p. 452 ; 1859

5. Wood. Lond. med. repos, t. XV ; 1821.

6. Gawskell. Lond. med. repos., t. XIX, p. 206 ; 1823.

7 Brock. Lond. med. Gaz., t. III, p. 219 ; 1828-29.

8. Squibb. The Institute. Lond., décembre 1850. In Trask. loc. cit.; 1856, p. 94.

9. Storer. Trask. loc cit., 1856. p. 93

travail pénible et faisait constamment, quand revenaient les contractions, des efforts si violents que je n'en ai jamais vus de plus grands, et que je ne cessais de lui répéter qu'elle romprait sa matrice si elles persistait. Au milieu d'une contraction, elle poussa un cri aigu, et presqu'aussitôt les efforts devinrent moins violents. Elle accoucha bientôt d'un enfant vivant, mais elle s'affaiblit graduellement et mourut au bout de trois ou quatre heures. Le col de l'utérus présentait une rupture de la paroi musculaire d'un pouce et demi à deux pouces de long. La séreuse péritonéale était intacte. »

Dans le cas de Koch (1), la femme avait eu cinq enfants. Les membranes se rompirent avant le début des contractions qui, au début, étaient faibles. Par les manœuvres externes, on transforma une présentation du tronc en présentation de la tête. 17 heures après l'écoulement des eaux, douches chaudes pour dilater le col. Trois jours après, l'orifice se dilata complétement, et la femme accoucha en moins d'une demi-heure, d'un garçon à terme, parfaitement vivant. Quelques minutes après la terminaison de l'accouchement, l'utérus restant inerte, il survint une métrorrhagie que rien ne put arréter, et qui emporta la malade, la transfusion même était restée infructueuse. A l'autopsie, on trouva trois déchirures transversales ayant jusqu'à un demi-pouce de large ; à la partie inférieure de l'utérus, autour de l'orifice utérin existait un dépôt colloïde..

Catlin (2) raconte ainsi le fait qui lui est personnel:

« Appelé auprès d'une femme de quarante ans, en travail de son septième enfant, il la trouva avec des contractions fortes et régulières depuis trois heures environ. La tête se présentait en première position, et tout faisait présager une terminaison favorable. Lorsque la tête eut franchi le détroit supérieur, il survint une violente contraction expultrice qui continua jusqu'à ce que l'enfant fût né. Les douleurs ne cessèrent même pas après. La malade était très-faible, mais il mit cette faiblesse sur le compte de l'ébranlement nerveux produit par cette violente douleur.

<hr>

1. Koch. Mon f. Geburtsk, Bd. XXI, suppl., p. 155; 1863.
2. Catlin. Amer. med. Journ., 2e série, t. LIII, p. 274; 1867.

L'utérus se rétractait bien et le placenta fut expulsé par les contractions. Pourtant, malgré les opiacés, les douleurs ne se calmaient pas, et la patiente s'affaiblissait rapidement. En introduisant la main, l'auteur pénétra dans la cavité abdominale à travers une rupture de l'utérus qui était à la paroi postérieure, près de son union avec le vagin. La malade mourut trente à quarante minutes après. Il n'y eut pas d'autopsie. »

Catlin ajoute : « C'est le seul cas de rupture de l'utérus qui soit arrivée dans ma pratique de plus de quarante ans. Dans les quelques cas dont j'ai entendu parler dans notre pays, les femmes sont mortes sans avoir été délivrées, ou après l'avoir été par des moyens artificiels, et je n'avais pas connaissance, à cette époque, qu'aucune patiente eût jamais accouché par la seule force des contractions, quand la rupture était arrivée. » '

Nous rappellerons encore deux cas, l'un dû à Chatto (1), l'autre à J. Ramsbotham (2), dans lesquels l'accouchement, bien que lent, s'était terminé spontanément et où, à l'autopsie on trouva une ou plusieurs déchirures de la séreuse péritonéale.

A côté de ces faits de persistance de l'action de l'utérus après une déchirure plus ou moins étendue de son tissu, il n'est pas sans intérêt de placer ceux dans lesquels la matrice est le siége d'une contracture spasmodique et permanente, car ils s'en rapprochent beaucoup. N'est-ce pas là, en effet, une variété de contractions ; variété anormale, il est vrai ; la contracture, n'est-elle pas produite par l'excès d'action du muscle utérin, excès qui transforme un état physiologique en un état pathologique, mais qui n'en change pas la nature? Il y a certainement dans cet état de la matrice, énergiquement contractée sur le fœtus, autre chose qu'un simple phénomène de rétractilité, acte tout passif, et nous pensons qu'il faut y voir l'exagération de l'acte physiologique par lequel l'utérus se débarrasse de son contenu. Contracture et contraction sont deux effets identiques par leur nature. Or, si l'on trouve décrite dans tous les auteurs la rétraction de l'utérus, lorsque l'enfant s'est échappé par la déchirure, on ne trouve en

---

1. Chatto. Lond. med. Gaz., t. X, p. 630 ; 1832.
2. J. Ramsbotham. Pract. observ., etc.; Lond., 1842, p. 441.

revanche indiquée nulle part la contraction spasmodique. Il y a loin, en effet, de ces parois utérines rigides, et pressant si énergiquement sur l'enfant qu'il est impossible d'introduire la main dans la matrice, à ce ramollissement, à cette détente signalés partout, qui font « qu'une version, rendue très-laborieuse par la rétraction de l'utérus, devient tout à coup très-facile après la rupture (1). »

Nous ne voulons que signaler ici ces faits dont nous avons donné deux exemples dans notre Mémoire, et nous ferons remarquer que, dans tous ou presque tous, la contracture semble avoir précédé la rupture et avoir persisté malgré elle ; cette contracture semble donc être, non pas un effet de la lésion, mais plutôt une cause.

En présence d'un nombre de cas qui, bien que relativement restreint si l'on songe à la grande fréquence des ruptures utérines, est cependant assez grand pour que l'on se voie forcé d'admettre que le symptôme qu'elles relatent n'est pas une exception d'une rareté extrême, plusieurs questions se présentent.

Et d'abord cette anomalie d'une matrice qui, malgré une déchirure plus ou moins étendue de ses parois, continue à se contracter, toute surprenante, tout étrange qu'elle paraisse au premier aspect, n'en est pas moins un fait réel établi, ce nous semble, d'une manière incontestable, par les faits que nous publions. Toute discussion à cet égard serait oiseuse. Lorsqu'il s'agit de l'existence d'un phénomène, les observations en disent plus que toutes les phrases que l'on pourrait écrire. On peut contester celles-ci, mais si on accepte leur authenticité, il faut bien admettre la réalité des faits qu'elles relatent. Mais l'existence du symptôme, persistance des contractions, une fois mise hors de doute, il est permis de chercher les conditions d'un phénomène d'autant plus singulier que l'utérus est le seul des organes creux musculaires qui nous le présente. C'est là un fait qui a vivement frappé l'esprit de tous ceux qui l'ont observé, et il nous est facile de comprendre que presque tous aient cherché à expliquer ce qui semble contraire aux lois physiologiques connues. Aussi allons-nous suivre, sur le

1. Cazeaux. Note de Tarnier, 7e édition; Paris, 1867.

terrain des explications qu'ils ont proposées, les auteurs qui se sont occupés de ce sujet avant nous, contrôler leurs théories, et, si elles ne peuvent être admises, chercher si, à notre tour, nous pouvons, avec nos connaissances sur la physiologie de l'utérus, proposer une explication qui soit à l'abri de tout reproche, et trouver les raisons anatomiques ou physiologiques qui font que tel utérus rompu continue cependant à se contracter avec la même force et la même régularité qu'auparavant, tandis qu'à côté, une matrice déchirée de la même manière, du moins en apparence, devient par ce seul fait et tout à coup inerte.

On peut ranger sous deux chefs principaux les explications proposées par ceux des auteurs qui ont cherché à se rendre compte des causes de ce symptôme. Dans le premier cas, on admet que le fœtus, par sa présence dans la matrice, l'irrite, l'excite à se contracter jusqu'à ce qu'elle s'en soit débarrassée, et qu'aussitôt qu'il est expulsé, soit dans le ventre, soit à l'extérieur, l'utérus tombe dans l'inertie la plus complète. Proposée et développée pour la première fois par Baudelocque, cette opinion a été adoptée par quelques accoucheurs français qui parlent du signe que nous étudions ici. Dans le second cas, on attribue à la plaie l'influence que Baudelocque rapportait au fœtus. Suivant que cette plaie sera plus ou moins étendue, qu'elle occupera tout ou partie de l'épaisseur de l'utérus, que certaines portions du tissu seront épargnées ou qu'un plus ou moins grand nombre de fibres seront déchirées, on observera ou non la persistance des contractions. Cette théorie a été surtout adoptée par l'école anglaise et allemande. Enfin, il en est une troisième qui n'est que la combinaison des deux autres et qui, faisant une part égale à la présence du fœtus et à l'étendue de la plaie, réunit les avantages de ces deux opinions, mais encourt en même temps les objections faites à celles-ci.

Avant de discuter ces diverses théories et de tenter à notre tour d'en trouver une qui échappe à tous les reproches, nous rendons la parole aux auteurs eux-mêmes pour leur laisser exposer leurs opinions.

Baudelocque, avons-nous dit, est le premier qui ait parlé de la persistance des contractions et cherché à en donner l'explication.

Voici comment il s'exprime : « Lorsque l'effort qui a rompu la matrice n'a pu en expulser l'enfant, les douleurs continuent parce que la matrice, malgré sa rupture, ne cesse pas de se contracter et d'agir pour s'en débarrasser ; tantôt elle l'expulse par la voie naturelle et tantôt elle le pousse vers la cavité du ventre, suivant qu'il trouve une issue plus facile vers cette voie ou du côté de la crevasse » (1).

Deneux (2) se rallie à cette opinion ; mais, plus conséquent avec le principe, il admet que la cessation des contractions utérines arrive « principalement quand le placenta accompagne le fœtus » hors de la cavité utérine.

Lamare Piquot (3) et quelque temps après Murat (4) ajoutent encore à l'explication proposée par Baudelocque. Voici les paroles de Lamare que Murat semble avoir copiées textuellement : « Si l'effort qui a déchiré l'utérus n'a pas expulsé le fœtus, les douleurs continuent, cet organe ne cesse pas alors de se contracter pour se débarrasser du corps qu'il renferme, par la voie qui lui offre le moins de résistance ; il peut même arriver que, dans un cas de rupture, l'enfant présentant à la solution de continuité une grande surface comme le dos, aucune de ses parties ne s'engage dans la déchirure et l'accouchement se termine par les voies ordinaires. »

A côté de ces auteurs qui voient dans la présence de l'enfant dans l'utérus la cause de la persistance des contractions, il en est d'autres qui la placent dans la petitesse de la plaie et dans le plus ou moins grand nombre des fibres utérines intéressées. Parmi ceux-là, il nous faut citer Robert Collins, Reynolds, Ramsbotham, Bonnet et Churchill.

« J'ai pourtant vu, dit Robert Collins (5) quelques cas où les symptômes étaient très-obscurs : dans ceux-ci la lésion était insignifiante en étendue, mais tout aussi fatale ; le plus souvent

---

1. Baudeloque, *Art des accouchements*, nouv. édit., t. II, p. 626 ; Paris, 1786.
2. Thèse de Paris, 1804.
3. Lamare-Piquot. Thèses de Paris, 1822, n° 194, p. 20.
4. Murat. Dict. des sciences médicales, t. XLIX, p. 230.
5. Robert Collins, loc. cit., p. 243.

alors la cause est une petite saillie des os du bassin ou la projection en avant de la dernière vertèbre lombaire. L'action utérine dans ces derniers cas continue, souvent assez vigoureuse ou du moins elle aide considérablement à l'expulsion de l'enfant, ce qui très-vraisemblablement trompe le médecin. Dans d'autres cas il semble que c'est la vraie contraction qui cause l'expulsion de l'enfant, qui produit la déchirure. »

« Si une déchirure vaste se forme tout d'abord, il est probable que les contractions seront suspendues instantanément ; mais si elle n'est que petite en premier lieu, elles pourront très-vraisemblablement continuer quelque peu de temps, quoique leur caractère soit plus faible, et avec le retour de la contraction, la rupture s'accroîtra.... On rapporte aussi des cas dans lesquels la même contraction qui causa la déchirure, mit l'enfant au monde » (1).

« Si cependant, dit Bonnet (2), la déchirure est peu étendue, si elle ne porte que sur le col, s'il n'y a qu'une portion des fibres ou seulement le péritoine de déchiré, le travail peut ne pas être interrompu, et l'hémorrhagie peut être modérée. »

« Quand la déchirure n'est pas grande, et qu'il n'y a qu'une partie du fœtus passée dans la cavité abdominale, les contractions persistent encore aussi longtemps que l'utérus ne s'est pas débarrassé entièrement de son contenu. La déchirure est-elle grande, au contraire, et le fœtus est-il passé au travers et tombé dans la cavité abdominale, les contractions cessent aussitôt, et la matrice revient rapidement sur elle-même » (3).

« Quand il n'y a qu'une des couches de l'utérus qui soit atteinte, le travail peut continuer » (4).

D'autres écrivains enfin, plus sages peut-être, se sont contentés d'exposer le fait, sans chercher à en donner une explication plus ou moins hasardée. De ce nombre, il faut citer M. Kewer (5), qui

1. F.-H. Ramsbotham, loc. cit., p. 392.

2. Bonnet. Cours d'accouchements, in-8 ; Paris, 1854, p. 322.

3. M. Reynolds, Charlest. Journ., janv. 1857, in Schmidt's Jarbücher, t XCIV, p. 331 ; 1857.

4. Fletwood Churchill, loc. cit., p. 868.

5. Practical Remarks on lacerat. of the uterus and vagina ; London, 1824. Analyse in Edimb. med. and Surg. Journal, 1825, p. 283.

malheureusement a confondu dans une même description les ruptures vaginales et utérines. Il s'exprime ainsi : « J'ai dit que les douleurs du travail cessent ordinairement entièrement ou ont leur caractère altéré depuis le moment de l'accident. Dans certains cas pourtant, elles continuent à revenir avec une régularité suffisante, du moins jusqu'au moment où l'utérus s'est débarrassé complétement de son contenu, et, dans plus d'une occasion, j'ai reconnu que l'action de l'utérus revient avec une force suffisante pour amener l'expulsion de l'enfant à travers les voies naturelles.

Il faut aussi ajouter Tyler Smith (1), qui a cherché à expliquer la terminaison spontanée de l'accouchement par une hypothèse sur laquelle nous aurons à revenir plus loin : « Parfois, dit-il, et surtout quand la déchirure n'est que sous-péritonéale, les contractions n'ont pas cessé. Parfois, alors même que la déchirure est considérable, les douleurs ne sont pas arrêtées, et l'enfant n'a pas passé dans la cavité péritonéale. Mais il se présente des cas où la rupture n'a lieu que lorsque l'enfant passe à travers les parties externes. »

En Allemagne, il semble de règle de considérer comme possible et assez fréquente même la persistance de contractions utérines. Il serait trop long de citer tous les auteurs qui, dans des phrases le plus souvent incidentes, signalent le fait. Nous nous contentons de mentionner ici un mémoire de Ritter (2) qui a fait le relevé de 69 cas de ruptures utérines. Malheureusement il nous a été impossible de nous procurer le travail original, et nous avons dû nous contenter d'une analyse incomplétement donnée dans la *Gazette médicale*. On y trouve les lignes suivantes : « La déchirure a été aussi constatée chez des femmes qui avaient accouché spontanément. Trois d'entre elles avaient eu un travail si facile et les symptômes avaient été si peu graves, qu'on ne s'était même pas douté de l'accident avant la mort..... Dans trois cas, les contractions ont continué après la rupture. »

1. A Courses of lectures on the theory and practice of obstetrics, lect. XXXVII, Rupt. uterus. Lancet, t. II, p. 372; London, 1856.

2. Allgemeine Zeitung für Chirurgie innere Heilkunde und ihre Heilwissenschaften. Cité in Gazette médicale, p. 409; Paris, 1847.

Enfin Duparcque (1) semble aussi avoir entrevu le fait, car il dit en parlant des ruptures du corps de l'utérus : « Ou bien le retrait soit organique, soit rendu actif par le réveil subséquent des contractions ne détermine l'expulsion de l'enfant que progressivemsnt dans l'abdomen. » Et, plus loin, lorsqu'il traite des ruptures transversales du col, il note encore que « la chute complète de l'enfant dans le ventre.... . peut dépendre de la continuation des contractions utérines et des efforts d'expulsion. »

Des deux théories que nous avons vues en présence, la première, celle de Baudelocque, qui pense que l'enfant reste dans l'utérus, l'irrite et fait se contracter celui-ci jusqu'à ce qu'il soit vidé de son contenu, ne nous semble pas soutenable. Si le fait est vrai, si la cause invoquée est juste, s'il n'y a pas d'autre cause de la persistance des douleurs, toutes les fois que tout ou partie de l'enfant et non-seulement de l'enfant, mais du placenta, sera resté dans la matrice, on devra constater l'existence de contractions utérines continuant jusqu'à l'entière expulsion du fœtus et du délivre. Avancer une semblable hypothèse, c'est en démontrer la fausseté. Il ne serait pas difficile de trouver, et en grande quantité, des exemples d'enfants restés dans un utérus perforé, et cependant celui ci est devenu inerte et incapable d'entrer en action, même sous l'influence du seigle ergoté, ainsi que cela a été noté plusieurs fois. Il y a plus, c'est que la science possède des cas dans lesquels le fœtus et le placenta, étant passés dans l'abdomen, les contractions se sont encore montrées pendant quelque temps avec tous les caractères qui les rendent impossibles à méconnaître. Ces faits sont rares, il est vrai, mais nous en avons trouvé plusieurs et entre autres un, rapporté par Vaudin (2), que nous avons reproduit dans notre mémoire. Les contractions signalées dans ce cas sont de tous points comparables à celles que l'on voit survenir à un certain moment de la grossesse extra-utérine.

Puisque nous possédons des observations dans lesquelles, malgré la présence d'un fœtus dans la cavité utérine, les contrac-

1. Histoire complète des ruptures et des déchirures de l'utérus, du vagin et du périnée, p. 161 et 210 ; Paris, 1836.
2. Vaudin Observ. déjà citée. Lancet, 30 septembre 1854, t. II, p. 593.

tions se sont arrêtées, et d'autres, dont celle que nous citons peut être considérée comme un type, d'utérus continuant à se contracter, bien que non-seulement l'enfant, mais encore le délivre eussent été expulsés et se fussent logés dans la cavité péritonéale ; il nous semble impossible de voir dans la présence du fœtus dans l'utérus la seule cause de la persistance des contractions après une rupture. Je dis la seule cause, car je ne prétends pas nier que ce fœtus, agissant comme une sorte de corps étranger sur la matrice, ne puisse l'irriter et contribuer à la faire entrer en fonction. Il est possible qu'il ait une certaine influence, mais il est certain que ce n'est pas la seule et que cela ne suffit pas, puisque le plus souvent, bien que cette condition se trouve remplie, la matrice reste inerte et ne cherche pas à se débarrasser de son produit.

La seconde raison explique-t-elle mieux les faits ? C'est, dit-on, parce que la plaie est étroite, qu'il n'y a qu'un petit nombre de fibres rompues, que le péritoine est intact ou seul déchiré, ou qu'une partie seulement du tissu musculaire est lésée, c'est pour l'une de ces raisons ou pour toutes réunies que l'utérus continue à se contracter. Soit ! Mais alors, toutes les fois que ces conditions seront réalisées, on devra constater la persistance des contractions. Quand, au contraire, on rencontrera des conditions inverses, la matrice devra être inerte. Or il suffit, sans même aller plus loin que les faits que nous avons publiés, de regarder la description qui est donnée des lésions anatomiques pour se convaincre de la fausseté de cette assertion trop absolue. Ici, à la vérité, la lésion est toute petite, c'est une simple perforation faite avec le doigt, le péritoine est intact ou à peine divisé, d'accord ; mais voyez, à côté, la déchirure occupe les deux tiers, les trois quarts même de l'utérus, et, dans les deux cas pourtant, l'accouchement s'est terminé tout seul. Que si, au lieu de nous borner aux cas où les contractions ont persisté, nous parcourions toutes les observations de rupture utérine, combien ne trouverions-nous pas de faits venant ruiner cette hypothèse ? dans lesquels tantôt la perforation était petite, du diamètre d'une pièce de 50 centimes, par exemple ; et tantôt n'intéressait qu'une partie du tissu utérin ; ici le péritoine était intact ; là, au contraire, seul divisé. Et pourlant les contractions se sont subitement arrêtées au moment où l'accident s'est produit. Ici encore donc, bien que l'étendue et la profondeur de la plaie aient peut-être une certaine influence sur le phénomène, ces deux causes ne sont pas suffisantes pour rendre compte à elles seules de la continuation des douleurs.

Faut-il admettre que c'est à la réunion de ces deux causes qu'on doit l'anomalie dont nous parlons? Là encore les faits viennent répondre par la négative.

Tyler Smith et plusieurs autres après lui ont cru trouver l'explication demandée, du moins pour les cas où l'accouchement s'est terminé spontanément. Ils supposent « qu'il se présente des cas où la rupture n'a lieu qu'au moment où l'enfant passe à travers les parties externes (1), » et que la même contraction qui cause la déchirure met l'enfant au monde. Ainsi formulée, cette opinion, bonne pour les déchirures du vagin et du périnée, est inadmissible pour celles de l'utérus. Comment comprendre que la matrice choisisse pour se déchirer précisément le moment où elle est vide, ou du moins ne contient plus qu'une partie et la moins volumineuse de l'enfant? Mais, si nous ne pouvons admettre cette opinion ainsi proposée, il n'en est plus de même si l'on suppose que la rupture s'est produite, non pas quand l'enfant traverse les parties externes, mais quand sa tête franchit l'orifice utérin. C'est la contraction même qui chasse la tête hors de la matrice qui la déchire. Ceci n'a rien que de rationnel, et nous ne voyons rien qui nous empêche de l'admettre pour les ruptures portant sur le col et consistant en une solution de continuité plus ou moins étendue de ses lèvres.

C'est en effet à cette période que l'orifice est le plus distendu, puisqu'il est traversé par la plus grosse partie du fœtus, et rien ne s'oppose à ce que cette grande distension soit la cause de la plaie. Mais si l'on considère les lésions constatées à l'autopsie dans les observations, on est forcé de reconnaître que cette explication ne peut s'appliquer qu'au plus petit nombre, puisque, le plus souvent, le col, ou mieux les bords de l'orifice externe,

---

1. Tyler-Smith, loc. cit.

sont intacts et que la plaie est située à une plus ou moins grande hauteur au-dessus de ceux-ci.

Du reste, cette hypothèse, bonne pour fixer dans quelques cas le moment où s'est produite la rupture, ne nous est d'aucun secours pour justifier la persistance des contractions. En disant que la déchirure se fait quand l'enfant passe à travers les parties externes, Smith a sans doute voulu donner à entendre que ces cas rentraient dans la règle générale, en ce sens qu'il n'y avait pas de contractions ultérieures, puisque c'est celle-là même qui vide l'utérus qui produit la solution de continuité. Mais, nous venons de le dire, nous ne pouvons pas accepter cette opinion, nous ne pouvons pas admettre qu'à moins que la plaie ne soit faite par une main imprudente, ce soit au moment où l'utérus est vide, ou peu s'en faut, qu'il se rompe. Et d'ailleurs, même dans cette hypothèse, il resterait à expliquer les cas où l'enfant étant bien manifestement dans la matrice, ce que le toucher permet facilement de constater, celle ci se contracte encore avec assez d'énergie pour chasser le fœtus. Que si nous nous rangeons, au contraire, à cette variante de l'opinion de Smith, qui voit dans la contraction expultrice de la tête à travers l'orifice utérin la cause de la lésion, il nous reste alors à justifier l'existence des contractions ultérieures qui ont servi à amener la sortie spontanée du reste du corps.

Une objection se présente ici, à laquelle nous avons déjà répondu implicitement plus haut, mais qui mérite de nous arrêter. Ne pourrait-il pas se faire que la déchirure ne se fût produite qu'après l'accouchement, ou qu'incomplète d'abord, elle ne se fût complétée qu'après la délivrance ? Bien qu'il nous soit impossible de réfuter preuves en main la première hypothèse pour les ruptures qui n'ont été reconnues qu'à l'autopsie, nous avouons qu'il nous est difficile de comprendre comment un utérus qui a résisté, alors qu'il était distendu et rempli par le fœtus et qu'il se trouvait dans les meilleures conditions pour se rompre, se perfore quand, débarrassé de son contenu, il est en proie à la rétraction qui ferme si souvent les plaies faites pendant le travail. Quant à la seconde manière de voir, il est certain, en effet, qu'une déchirure, petite d'abord, peut s'agrandir jusqu'à prendre des proportions considérables, par suite des progrès du travail, mais ce n'est qu'à la condition que les contractions continueront à se montrer et que les parties fœtales, poussées par elles, feront effort sur l'utérus, qui cédera alors sous leur compression. Mais, bien loin de rendre compte du phénomène qui nous occupe, cette dernière théorie n'est expliquée elle même que par son existence ; car nous ne croyons pas que l'extension de la plaie utérine ait été observée après l'évacuation de la matrice.

Reste enfin une dernière hypothèse, la plus plausible peut-être, bien que nous ne la trouvions indiquée nulle part. C'est celle qui trouve dans le siége de la plaie l'explication de la persistance des contractions. Si l'on considère en effet que, dans la grande majorité des cas que nous avons réunis, la lésion occupait soit le col, soit le segment inférieur de la matrice, on sera tenté de se demander s'il n'y a pas là une relation de cause à effet. De toutes les raisons invoquées, c'est celle qui s'accorde le mieux avec les notions de la physiologie, car on sait que c'est surtout le fond de l'utérus qui prend une part active à la contraction ; le col, le segment inférieur restent presque inertes dans cette action et semblent plutôt destinés à fournir à la dilatation de l'orifice qui livrera passage au produit de la conception, et, comme nous le disait M. Pajot, on peut à la rigueur comprendre qu'une matrice continue à fonctionner quand elle est rompue dans sa partie inférieure ; on ne le comprend plus du tout quand c'est son fond qui est atteint. Ce fut enfin notre première pensée, et nous avouons que nous avons de la peine à l'abandonner. Mais deux objections peuvent être faites à cette opinion. La première, c'est que, s'il est vrai que le col et le segment inférieur sont le plus souvent intéressés dans nos observations, on peut se demander s'il n'y a pas simplement coïncidence, car c'est aussi le siége de prédilection de toutes les ruptures, quels que soient les symptômes qu'elles aient présentés, les perforations du fond de l'utérus étant de beaucoup les plus rares. Une seconde objection plus grave et qui nous fait hésiter à soutenir cette théorie, c'est qu'on a publié des cas dans lesquels on a noté la continuation d'action d'utérus dont le fond était rompu. Si ces faits étaient certains, s'ils ne livraient pas prise à la critique, il faudrait rejeter bien loin l'hypothèse dont nous parlons, car une théorie ne vaut qu'autant qu'elle n'est pas démentie par les faits. Mais ces cas sont précisément ceux sur lesquels nous avons dû faire des réserves au début de ce travail, et en les examinant, on voit qu'aucun d'eux ne se présente avec ce cachet de précision et de rigueur qui défie toute objection.

Tous peuvent être sujets à contestation, du moins quant au siége de la lésion ; et, comme plus un fait semble extraordinaire, plus il s'éloigne des idées généralement reçues, plus il doit s'entourer de toutes les garanties de l'observation la plus sévère, on comprendra que nous concevions quelques doutes sur la valeur de ceux dont nous parlons actuellement et que nous soyons peu disposé à accorder une confiance absolue à des observations dont quelques-unes même manquent de la garantie la plus sérieuse, l'autopsie : c'est donc une question qui, pour nous, n'est pas jugée. Nous ne voulons pas nier, nous n'en aurions pas le droit, qu'une matrice déchirée dans son fond ne puisse encore se contracter, tout contraire que cela semble au premier d'abord aux notions que nous avons sur la physiologie de l'utérus, mais nous demandons qu'on établisse le fait sur des observations précises et rigoureuses.

Il y a plus : en présence du vague de presque toutes les descriptions anatomiques, il serait souvent bien difficile de dire au juste quel point de l'utérus occupait la rupture, et, par suite, d'apprécier la valeur du fait cité, au point de vue qui nous intéresse ; c'est donc là un sujet qui demande de nouvelles recherches, et c'est aux observateurs qui viendront à combler cette lacune. Il est encore une autre question qui n'est peut-être pas sans importance, c'est de déterminer avec rigueur le sens de la plaie et les tissus déchirés ; n'est-il pas possible qu'il y ait une influence dont nous ne pouvons nous rendre compte, faute de documents suffisants, en rapport avec la disposition mal connue encore des fibres musculaires qui forment le tissu utérin.

Mais il ne faudrait pas croire que le siége de la rupture suffit à lui seul à expliquer la persistance des contractions, puisque, dans nombre de cas où la lésion occupait le segment inférieur, l'utérus cessa subitement de fonctionner. Tout au plus est-il permis de penser que c'est là une condition favorable, peut-être même *sine qua non* ; mais il y a sans nul doute d'autres raisons qui nous échappent, et sur ce point, comme sur tant d'autres, nous sommes réduits à confesser notre ignorance; peut-être faudrait-il faire intervenir des conditions individuelles encore mal déterminées et c'est ici le lieu de citer ce passage d'Ingebly (1) : « Bien que les contractions disparaissent habituellement après la rupture, on ne peut conclure avec certitude à l'intégrité de l'utérus du fait de la persistance des contractions, car *leur cessation est plutôt en relation avec la dépression du pouvoir vital qu'avec l'étendue de la déchirure.* » Peut-être sera-t-on tenté d'adopter, en partie au moins, cette opinion d'Ingleby, si l'on veut bien réfléchir que, dans beaucoup de cas où l'utérus a conservé sa puissance de contraction, il est noté qu'un grand nombre d'autres symptômes manquaient et entre autres les symptômes généraux qui trahissent le trouble profond apporté par la lésion à l'organisme tout entier.

Ainsi donc il est des cas où l'utérus ne cesse pas de fonctionner malgré une déchirure parfois étendue, et nous avons dit que c'était là une cause puissante d'erreur pour le diagnostic, d'autant plus puissante que beaucoup d'auteurs attachent et avec raison une importance considérable à la cessation des contractions. Nous avons pu nous convaincre par la lecture de quelques-unes des observations que nous avons réunies, que malgré la présence d'autres symptômes qui faisaient croire à l'existence d'une rupture, on a hésité, et plusieurs fois même on a repoussé la pensée d'une lésion de la matrice, parce que les douleurs persistaient et avaient leur énergie et leur régularité normales. Il n'est donc pas inutile de mettre les médecins en garde contre une erreur aussi fâcheuse pour la malade que pour celui qui la secourt. Il faut qu'on sache qu'il est des cas où, malgré une déchirure étendue et devenue promptement mortelle, l'utérus n'en a pas moins gardé sa puissance de contraction et qu'aucun trouble de ses fonctions n'est venu trahir la lésion qui intéressait si profondément son tissu. Il faut bien le savoir, et quand on verra

I. Ingleby. Obstetric medicine, p. 193.

de ces faits où tous les autres symptômes sembleraient indiquer l'existence de l'accident en question, on ne devra pas s'endormir dans une tranquillité trompeuse parce qu'on aura constaté des contractions normales, et on devra recourir à tous les moyens pour assurer le diagnostic.

Malheureusement, comme pour nous plonger dans des embarras plus grands encore, nous avons vu que très-souvent les autres symptômes locaux n'existent pas. Il n'y a pas d'hémorrhagie, j'entends par les parties externes, car celle qui se fait sous la séreuse ou dans la cavité péritonéale n'a jamais manqué dans les autopsies : le fœtus a gardé sa position normale au lieu de rétrograder, le plus souvent même il progresse vers l'extérieur, et, sauf les symptômes généraux de plus en plus alarmants, sauf une douleur presque constante dans un point de l'abdomen, rien ne viendrait nous mettre sur la voie. Seul le toucher pourrait nous renseigner; mais, si la déchirure siége un peu haut, qui ne sent combien ce moyen sera difficile à mettre en pratique ?

C'est dans ces cas que quelques-uns des symptômes dont nous avons parlé plus haut pourront rendre de véritables services.

Enfin on ne devra pas oublier qu'un accouchement, quelque naturellement qu'il ait semblé se faire, n'est pas exempt d'une pareille complication, et, lorsqu'il verra survenir des symptômes généraux alarmants que rien ne pouvait faire prévoir dans les circonstances qui ont accompagné la délivrance, le chirurgien craindra une déchirure de la matrice et n'hésitera pas à porter la main dans l'utérus pour vérifier ses soupçons et agir en conséquence.

ANATOMIE PATHOLOGIQUE.

L'anatomie pathologique ne m'arrêtera pas longtemps; déjà, à propos des causes, j'ai dû discuter certains points qui appartenaient à ce chapitre, je n'y reviendrai pas.

Toutes les tuniques peuvent être rompues (ruptures complètes des Allemands), et c'est là le cas le plus ordinaire, soit que la plaie du péritoine corresponde exactement à celle du tissu musculaire, ou ce qui est plus fréquent, peut-être, qu'elle soit ou plus large ou plus étroite, et dans quelques cas située en un point plus éloigné. Assez souvent pourtant la séreuse péritonéale est respectée (ruptures incomplètes des Allemands). Longtemps on a cru que cette séreuse, si mince, si fragile, ne pouvait résister aux causes qui déchiraient les fibres utérines, et il semblait plus impossible encore qu'elle restât intacte quand une partie du fœtus, ou même l'enfant tout entier était poussé hors de l'utérus; mais des observations sont venues montrer la réalité du fait. Il est à remarquer pourtant que, si cette circonstance peut être rencontrée, quel que soit le siége de la rupture, elle est beaucoup plus fréquente dans les plaies du segment inférieur, et surtout des parois latérales là où, par leur réunion, les deux feuillets du péritoine forment les ligaments larges. Suivant la remarque de M. Cruveilhier, la laxité de l'adhérence au niveau du col et des bords de l'utérus explique cette disposition que justifie encore la différence d'élasticité des divers tissus qui forment la paroi utérine. Mais ce n'est pas tout, dans quelques cas très-rares, il est vrai, et que J. Ramsbotham a le premier signalés, la lésion porte sur la séreuse péritonéale seule ou avec elle sur quelques fibres superficielles. J'en ai trouvé 8 cas publiés par Henner (1), Chatto (2), Clarke (3), J. Ramsbo-

(1) Henner. Journ. de Siebold, t. IX, p. 717.
(2) Chatto. Lond. med. Gaz., t. X, p. 630, 1832.
(3) Clarke. Trans. for the improv. of med. and. snrg. knowledge, t. III.

tham (1), Lever (2), Channing (3), Randonin (4). Peut être s'étonnera-t-on de ne pas me voir citer quelques autres faits donnés par tous les auteurs, c'est que ces observations, certainement incontestables, se rapportent à des déchirures du péritoine utérin arrivées pendant la grossesse, et non pendant le travail de l'accouchement. En général alors les fissures sont multiples, dirigées en divers sens, et dans un cas (Lever), l'une d'elles avait ouvert un gros tronc veineux.

A côté de ces derniers faits, on pourrait en placer quelques autres dans lesquels ce sont les couches internes qui sont éraillées, brisées. La déchirure n'atteint pas l'extérieur, aussi, à proprement parler, n'y a-t-il pas une véritable rupture, pourtant, il nous paraît intéressant de les rapprocher des précédentes. Un exemple brièvement rapporté par Saudham (5) donnera une idée de ce genre de lésions. Dans un cas de rupture incomplète « la surface interne, dit cet auteur, était partiellement déchirée ou broyée dans une étendue de 3 pouces, de telle sorte que, si l'action utérine eût duré plus longtemps, une rupture complète aurait pu arriver en ce lieu. »

Tous les points de la matrice peuvent être brisés sans en excepter même le lieu d'insertion du placenta. Nous en avons trouvé quelques observations, mais elles sont assez rares cependant pour justifier Mᵐᵉ Lachapelle d'avoir écrit que « le lieu auquel correspond l'insertion du placenta est généralement à l'abri des ruptures. » Il est pourtant des parties de l'utérus que l'accident atteint plus fréquemment que d'autres, et cette distinction du siége ne serait pas sans quelque importance pratique, selon quelques auteurs, qui pensent que ce siége influe sur la gravité de la lésion, et peut-être sur son traitement. Les ruptures du fond et des deux tiers supérieurs de l'utérus sont beaucoup plus rares que celles du col et du segment inférieur. Robert Collins déclare n'avoir jamais vu un cas où le fond fût rompu, et dit que pen-

(1) S. Ramsbotham. Loc. cit., p 444.
(2) Lever. Trans. of the path. Society, vol. I, p. 130.
(3) Channing, cité par Trask. Loc. cit., 1848.
(4) Randonin. Monit. des hôpitaux, 1866.
(5) Saudham. Dubl. quarterly journ., 1858, t. XXV, p. 216.

dant son séjour à l'hôpital, le Dr Clarke, son prédécesseur, n'en a pas rencontré non plus. D'ailleurs, ainsi que le fait remarquer Scanzoni, elles sont rarement traumatiques, la main et les instruments atteignant difficilement ces parties. Si l'on veut bien réfléchir aux causes des déchirures et à la manière dont elles agissent, on ne sera nullement surpris que ce soit la moitié inférieure qui soit le plus souvent blessée. C'est sur elle, et surtout sur le col qu'est dirigée l'action de toutes les puissances expultrices. C'est elle qui est comprimée entre la tête du fœtus et les surfaces osseuses du bassin, sur elle enfin que portent presque uniquement toutes les manœuvres obstétricales. Mais dans cette région, la solution de continuité peut se faire, et cela dans des proportions à peu près égales à la paroi postérieure, et à l'antérieure, celle-ci peut être plus souvent que celle-là dans les ruptures traumatiques, et nous ne saurions souscrire à l'opinion de Roberton, qui admet que dans les déchirures résultant des rétrécissements du bassin, la lésion occupe presque exclusivement la paroi postérieure au niveau de l'angle sacro-vertébral, car dans ces cas, nous avons vu la face antérieure aussi fréquemment atteinte. Enfin, les bords de l'utérus ne sont pas non plus respectés. « D'après l'opinion de Stein que Hohl (1) partage, dit Lhomann (2), le côté gauche doit se rompre plus souvent que le droit, parce que la tête fœtale s'incline plus fréquemment à gauche qu'à droite, et que dans les positions irrégulières on la trouve plus souvent du côté gauche que du côté droit de la mère. » C'est là une pure vue théorique que démentent complétement les faits. La rupture est aussi fréquente d'un côté que de l'autre.

La forme, la grandeur, la direction de la plaie sont extrêmement variables. Tantôt c'est une simple fissure partant de l'orifice externe pour remonter plus ou moins haut sur le corps ou s'arrêtant au col; ailleurs c'est une crevasse énorme, divisant l'utérus dans presque toute sa hauteur, assez large pour donner passage au fœtus ou à quelques-unes de ses parties; ici, c'est un véritable trou par lequel la main pénètre dans la cavité abdominale, là

(1) Hohl Lehrb. der Geburtsh., p. 786.
2) Lehmann. Loc. cit., p. 447.

enfin c'est une petite perforation de quelques centimètres de diamètre produite alors presque toujours par une pointe osseuse
du bassin, par un doigt ou un instrument mal appliqué, ou
bien enfin par une saillie anomale du corps du fœtus.

La direction ne présente pas moins de variété, mais l'on peut
dire pourtant que la rupture longitudinale ou mieux verticale est
celle que l'on rencontre le plus souvent, et Blundell (1) se trompe
quand il dit que « en général la rupture longitudinale n'est pas
commune, elle est ordinairement transversale et placée en face
du promontoire du sacrum ou de la symphyse des pubis, régions
les plus sujettes à la déchirure. » Après ces plaies verticales viennent les transversales, et enfin les déchirures obliques plus rares.

Les bords de la plaie sont parfois nets, et comme coupés avec
un instrument tranchant, c'est l'exception. D'ordinaire, ils sont
contus, déchirés en zigzag, quelquefois même gangrénés. Mais
une lésion beaucoup plus fréquemment décrite est celle qui consiste dans la minceur, le ramollissement, l'infiltration du tissu
utérin, au niveau de la solution de continuité. Quelques auteurs
ont voulu voir dans cet état la preuve de l'existence d'une maladie
antérieure de l'utérus. Nous nous sommes déjà expliqué sur ce
point à propos des causes, et nous n'y revenons que pour insister
sur ce que nous croyons la vérité. Pour nous cet amincissement,
cette mollesse des lèvres de la plaie sont dus tout simplement
à la rétraction, ou à la non rétraction insuffisante des fibres musculaires. Il arrive là ce qui se passe partout où un muscle se
rompt, les extrémités brisées sont fongueuses, mollasses, mal
revenues sur elles-mêmes, et l'on se rangera d'autant plus volontiers à cette opinion, si l'on considère que dans le muscle
utérin les fibres, loin d'avoir toutes la même disposition, affectent
des directions diverses, prennent des points d'appui différents,
et doivent par conséquent se rétracter inégalement.

Il est rare qu'on trouve à la plaie utérine la même dimension
qu'elle avait chez la femme vivante. Bien plus, cette dimension
change chez cette dernière suivant l'époque à laquelle on l'examine, et il est fréquent que telle rupture assez grande au moment

(1) Blundell. Loc. cit.

où elle s'est produite pour laisser passer le fœtus soit devenue au bout de quelques heures trop étroite pour permettre l'introduction de la main. Ce rétrécissement de la plaie est dû, comme on le sait, à la rétraction de la matrice. Favorable dans certains cas, en ce qu'il arrête l'hémorrhagie et empêche l'écoulement dans la cavité abdominale des matières contenues dans l'utérus, il devient souvent une complication redoutable quand il s'agit d'extraire l'enfant. La rapidité et l'énergie avec lesquelles il se fait dépendent beaucoup du siége, de la direction de la plaie, et peut-être aussi de l'ébranlement imprimé par la rupture à tout le systéme nerveux; les déchirures du col et de la partie inférieure de l'utérus, surtout les transversales, conservent, ou peu s'en faut, leurs dimensions ; ce qu'explique la disposition des fibres musculaires presque toutes circulaires à ce niveau ; au fond et dans la partie supérieure, au contraire, le muscle utérin se rétracte parfois avec une force telle que la blessure se trouve complétement oblitérée.

Outre les lésions de l'utérus lui-même, il en existe aussi des organes voisins, nous ne ferons que mentionner la péritonite plus ou moins intense dont l'existence est presque constante, les déchirures de la vessie, du rectum, parfois même des muscles, et entre autres le psoas; celles beaucoup plus fréquentes du vagin qui, indépendantes de la lésion de la matrice dans quelques cas, le plus souvent n'en sont que la suite.

Nous nous arrêterons un peu plus longtemps aux épanchements intra ou sous-péritonéaux. Ils peuvent être produits ou par le liquide amniotique versé dans la cavité abdominale, ce qui est tout à fait exceptionnel, ou par une sérosité sanguinolente, mélange de sang, de liquide amniotique et de sérosité sécrétée par le péritoine enflammé, ou enfin, c'est le plus ordinaire, par du sang liquide ou en caillots. Ces derniers sont, on peut le dire, à peu près constants. Déjà, quand nous nous occupions de l'hémorrhagie comme symptôme, nous avons décrit les derniers aspects sous lesquels ils peuvent se présenter. Tantôt versé directement dans le péritoine, le liquide est brunâtre, visqueux, et couvert à sa surface de paillettes brillantes de cholestérine; tantôt épanché sous la séreuse, il affecte la forme d'une poche plus ou moins bien circonscrite, remplie de caillots et de sang, ou bien fusant au loin, il écarte les feuillets du ligament large et vient se faire jour dans la fosse iliaque d'un ou des deux côtés, il peut alors remonter sous les reins, la rate et le foie jusqu'au diaphragme.

L'abondance de ces épanchements est extrêmement variable; parfois ils consistent en une petite quantité de sang qui colore la séreuse, et il s'accumule dans les parties déclives; d'autres fois, au contraire, on trouve dans la cavité du péritoine ou sous celui-ci plusieurs verres, 6 à 10 livres de sang plus ou moins altéré, quelquefois mélangé de gaz. Enfin, dans le plus grand nombre des cas, l'épanchement s'est fait à la fois et dans la séreuse, et dans le petit bassin au-dessous d'elle. Nous verrons plus loin, en dehors du danger immédiat apporté par l'hémorrhagie, qui nécessairement a été fort abondante pour produire de pareils foyers, quelle complication redoutable résulte de la présence de ces mêmes foyers fatalement condamnés à suppurer.

PRONOSTIC.

Le pronostic de ce terrible accident est, on le conçoit, extrêmement grave et pour l'enfant et pour la mère.

L'enfant, nous l'avons dit, est presque fatalement condamné à
la mort, surtout quand il est chassé hors de l'utérus. Sur 26 cas,
dit Franqué (1), 26 fois les enfants étaient morts. « Dans presque
tous les cas de rupture rapportés, et dans tous ceux que j'ai vus
moi-même le fœtus est né mort, » dit Ramsbotham (2); dans notre
statistique, sur 237 cas dans lesquels il est fait mention de l'état
du fœtus à la naissance, 18 fois seulement les enfants naquirent
vivants, et 219 fois morts. Je laisse de côté pour ce dernier
chiffre tous les faits dans lesquels on eut recours à la perforation
et au broiement du crâne pour terminer l'accouchement. Il est à
peu près certain que, dans tous, l'enfant était mort quand on em-
ploya ce mode de délivrance et que nous pourrions sans scrupule
les joindre aux 219; mais pour plus d'exactitude nous ne le ferons
pas.

Scanzoni (3) dans les lignes qui suivent, énumère les causes de
la mort de l'enfant : « Pour ce qui regarde le fœtus, qu'il soit en
totalité ou en partie dans la cavité abdominale, ou qu'il soit resté
dans la matrice, dans les ruptures de l'utérus, il est presque toujours mort. Comme causes de la mort, il faut signaler : l'arrivée du
sang en trop faible quantité par suite de l'hémorrhagie, l'influence
funeste sur l'organisme fœtal de l'ébranlement du système nerveux de la mère, et parfois l'étranglement dans la plaie qui se
rétracte, du cordon ou de parties importantes du fœtus lui-même.
Nous laissons, comme une pure hypothèse à examiner, de savoir
si l'arrivée subite au fœtus de l'air atmosphérique et la respiration
incomplète qu'elle provoque, n'apportent pas des troubles mor-
tels dans la circulation. »

1. Franqué. Wien. Med. press., n° 28. Canstatt's Jahresb., 1865, Bd. IV,
p. 311.
2. F. Ramsbotham, loc. cit.
3. Scanzoni, loc. cit., p. 228.

Quant à la mère, à en juger par l'opinion qui règne en France, le pronostic ne serait pas moins grave pour elle que pour l'enfant ; car on considère comme des exceptions presque merveilleuses les cas dans lesquels une femme atteinte de rupture utérine a échappé à la mort. Notre statistique ne nous permet pas d'être aussi pessimiste, puisque, sur 580 cas réunis par nous, nous avons trouvé 100 guérisons, c'est-à-dire à peu près une guérison pour 6 morts. Certes nous ne prétendons pas que ces chiffres soient l'expression absolue de la vérité, il ne faut y voir qu'une proportion relative ; car, ainsi que le dit déjà Trask pour sa statistique, nous n'avons pas, nous ne pouvons pas avoir le total des cas de ruptures utérines aussi bien pour ceux qui ont guéri que pour ceux qui sont morts. Sans compter les faits qui n'ont pas été publiés et ils sont, sans doute, en quantité considérable, sans parler de ceux qui ont été méconnus, il est bien certain qu'un nombre peut-être assez grand d'observations a échappé à nos recherches, et que d'autres ont paru dans des recueils que nous n'avons pu nous procurer. Ce rapport de un sixième est donc tout à fait approximatif ; j'ajoute que je le crois trop fort, par la raison toute simple qu'on publie beaucoup plus volontiers les succès que les revers. Malgré cela pourtant, il n'en reste pas moins acquis que j'ai réuni 100 faits de guérison, et ce nombre, en dehors de toute comparaison, est assez considérable pour qu'on soit en droit de conclure que le pronostic, tout en restant extrêmement grave, n'est pas nécessairement fatal, et pour encourager l'accoucheur dans ses tentatives et lui commander de faire tous les efforts possibles pour arracher la femme à la mort qui la menace.

En dehors de ces considérations générales, nous ne croyons pas qu'il soit possible de tirer de l'étude des particularités du fait et de l'ensemble des symptômes aucune déduction précise et pratique pour le pronostic.

Quelques auteurs ont bien pensé trouver des indications dans l'étendue, la direction et surtout le siége de la rupture. Ainsi Ingleby dit (1) : « Un des plus intelligents chirurgiens de cette épo-

I. Ingleby. Facts and caser in obstetric medicine, p. 186.

que (M. Evans de Belper), m'informe qu'il résulte de ses observations que la rupture du fond de l'utérus est moins immédiatement fatale que celle du col. Nous pouvons parfaitement le
comprendre. La totalité de l'écoulement de l'utérus peut passer à
travers la déchirure qui occupe le col ou le vagin, mais quand
elle est située sur le fond, les lochies provenant en partie du
corps de l'organe peuvent plus probablement s'échapper à travers
les voies naturelles. » Mais en revanche, nous trouvons dans une
discussion à l'*Obstetrical Society d'Edimbourg*, cette opinion de
Keiller (1) : » Le danger de déchirer le col n'est pas grand, quelquefois le col est presque détaché, sans conséquences fâcheuses.
La plus dangereuse partie pour la déchirure du col est en arrière
si le péritoine descend bas. Dans la rupture du fond, la mort arrive habituellement en vingt-quatre ou quarante-huit heures par
péritonite. » Dans cette même discussion, le Dr Moir attribue
le plus ou moins de durée de la vie de la femme aux dimensions
plus ou moins larges des vaisseaux rompus. Aussi pouvons-
nous dire avec Trask (2) : « Le pronostic pour chaque cas particulier est toujours matière à une grande incertitude, puisque
quelques-unes ont guéri de la déchirure la plus étendue de toutes
les parois de l'utérus, tandis que d'autres ont péri avec de très-
petites lésions du péritoine ou de la couche musculaire seuls, »
et cela ressort avec la plus grande évidence des faits que nous
avons rassemblés. Telle femme, avec une rupture de quelques
centimètres d'étendue à peine, meurt en quelques minutes, tandis que telle autre, chez laquelle l'enfant a passé dans la cavité
abdominale à travers une large déchirure du corps de la matrice,
vit plusieurs jours et peut même guérir. Il n'y a, sous le rapport
de l'étendue et du siége, aucune fixité, aucune règle générale
possibles, et nous sommes pour ces cas absolument condamnés à
l'ignorance. Pourquoi ici une mort presque instantanée, pourquoi
là, avec des lésions en apparence identiques, une résistance
étonnante ; nous ne savons. Faut-il croire, comme beaucoup d'ac-

1. Keiller. Obstetrical Society of Edimburg med. Journ., 1862, Ire partie,
p. 472.
2. Trask, loc. cit., 1848, p. 400.

coucheurs et entre autres Scanzoni (1), « qu'il peut arriver que l'ébranlement nerveux de l'organisme entier et son influence désastreuse sur la circulation amène la mort bien plutôt que l'hémorrhagie ou l'inflammation consécutive du péritoine. » Nous l'admettons volontiers, et nous ne croyons pas que la possibilité d'un pareil fait soit démentie par les chirurgiens.

Il faut cependant reconnaître avec Burns que l'effusion du sang dans l'abdomen accélère la mort et que, dans un nombre de cas encore assez grand, c'est à la violence de l'hémorrhagie que succombent les femmes. Mais il faut aussi ajouter que, dans beaucoup de cas, nous ne pouvons diagnostiquer cette complication et que toujours nous sommes impuissants à la prévoir, puisqu'on la rencontre avec les lésions les plus variées.

De son côté M. Pajot (2) a tenté de trouver dans la nature du liquide épanché dans l'abdomen, et dans l'époque du travail à laquelle arrive l'accident, des indications pour le pronostic.

« Dès que l'utérus est rompu, dit-il, il faut fatalement que les liquides contenus dans sa cavité, ou qui se produisent par la déchirure elle-même s'épanchent dans l'abdomen ; or la nature du liquide n'influera-t-elle pas sur les phénomènes que sa présence dans ce lieu doit nécessairement développer ; sera-ce la même chose que du sang, ou du liquide amniotique, ou des mucosités s'épanchant dans le ventre avant d'avoir subi le contact de l'air, ou du sang, du liquide anmiotique soumis à l'influence atmosphérique ? Tout le monde a répondu à cette question..... Mais si, pendant le travail, la déchirure est survenue par suite de fausses manœuvres, et que le sang, le méconium, l'eau de l'amnios que l'air a modifiés d'une manière fâcheuse, se sont épanchés dans le péritoine, comme cela doit avoir lieu de toute nécessité. Alors la vie de la femme court les dangers les plus grands.........

« ..... Nous pensons que l'on pourrait encore établir une différence notable quant au pronostic des déchirures de l'utérus, selon qu'elles arrivent à telle ou telle époque du travail. »

Enfin dans certains cas où la mort paraissait imminente, une

1. Scanzoni, loc. cit., p. 228.
2. Pajot. Gaz. des hôpitaux, 1844, p. 30.

Jolly   6

intervention habile a sauvé la patiente, et il est incontestable que le mode de délivrance employé n'est point sans influence sur la terminaison.

Mais ce que nous tenons à bien établir c'est qu'il est impossible, dans l'état actuel et avec les éléments que nous possédons, d'arriver à formuler un pronostic précis, c'est que tel cas désespéré en apparence guérira, tandis que tel autre qui s'annonçait avec des dehors favorables, se terminera par une mort souvent rapide ; et par exemple, comment expliquer que nous trouvions dans notre statistique, sur 88 cas dans lesquels on retira par un procédé quelconque l'enfant de la cavité abdominale où il était passé, 63 cas de guérison, tandis que nous en rencontrons 36 seulement sur 191 cas d'extraction du fœtus resté dans l'utérus; c'est enfin que quelles que soient l'étendue des lésions et la gravité des symptômes, on n'en doit pas moins agir, car tout espoir de guérison n'est pas absolument perdu.

TRAITEMENT.

Le traitement se compose de deux parties : la conduite à tenir au moment où arrive la rupture utérine ; les soins à donner après l'accouchement, pour combattre les diverses complications qui peuvent survenir. Nous ne nous occuperons que de la première partie, la plus importante assurément et de beaucoup la plus discutée.

Lorsqu'on se trouve en présence du terrible accident qui nous occupe, il n'y a que trois manières d'agir : 1° laisser la femme sans terminer l'accouchemeut et l'abandonner aux efforts de la nature ; 2° extraire l'enfant par les voies naturelles ; 3° faire la gastrotomie. Nous allons successivement passer en revue ces trois procédés en nous efforçant de faire ressortir leurs avantages et leurs inconvénients, et de préciser dans quelles conditions chacun d'eux mérite la préférence.

1° Laisser la femme sans terminer l'accouchement et l'abandonner aux efforts de la nature ; en d'autres termes l'expectation. — Bien que ce procédé soit aujourd'hui complétement abandonné, croyons-nous, du moins en France, nous voulons en dire quelques mots, ne fût-ce qu'à titre d'historique. Les partisans de cette conduite peuvent se ranger en deux camps ; ceux qui défendent l'intervention quel que soit le cas et qui pensent que du moment que l'enfant est en partie ou en totalité dans l'abdomen, il y aurait plus d'inconvénient à faire des tentatives pour l'extraire qu'à le laisser ; et ceux qui ne se résignent à cette pratique qu'à la dernière extrémité en quelque sorte, c'est-à-dire après qu'il est bien constaté qu'on ne peut pas extraire l'enfant par les voies naturelles, mais qui préfèrent courir les dangers du séjour de l'enfant dans la cavité péritonéale plutôt que ceux de la gastrotomie.

La première opinion a trouvé des défenseurs sutout en Angleterre, et Denman, suivant en cela du reste les préceptes de Smellie, l'a formulée dans les lignes suivantes : « Quand l'utérus est rompu pendant le travail, la raison et l'expérience enseignent toutes deux

que la malade a plus de chances de guérison, en l'abandonnant
aux seuls efforts de la nature que par une opération ou une intervention de l'art » (1); mais elle a été rapidement abandonnée,
même par les Anglais. Douglas (2), en publiant une observation
de guérison après extraction de l'enfant par les voies naturelles
l'avait réfutée par avance. En France, cette manière d'agir n'a,
que nous sachions, jamais trouvé d'imitateurs, et de la Motte (3)
se félicite d'avoir délivré la femme, dans ces termes : « Quelqu'inutile que fût cet accouchement, nous fûmes plus contents
tous deux, elle d'être accouchée, parce qu'elle mourut plus tran-
quillement et moi de l'avoir exécuté. »

Mais il n'en est pas de même de la seconde opinion, quand l'extraction du fœtus par les voies naturelles est impossible; faut-il
abandonner la femme aux soins de la nature ou faire la gastrotomie? En faveur de la première pratique se prononce jusqu'à ces
vingt dernières années la plus grande partie des accoucheurs anglais qui se fondent sur de prétendus faits de guérison, en assez
grand nombre, dans lesquels l'enfant, après avoir passé dans la
cavité péritonéale, s'y serait enkysté et aurait été éliminé plus
tard par diverses voies. Pourtant, dès 1823, Dewees s'élève
contre l'authenticité de ces faits : « Nous avons dit, écrit-il, que
nous mettions au défi les partisans de l'opinion de Denman de
fournir un seul exemple de guérison d'une rupture de l'utérus ou
du vagin, arrivée à terme, quand on laisse le fœtus sans l'extraire
et nous le faisons sans crainte qu'ils acceptent. Nous savons bien
qu'on a publié de prétendus faits de cette sorte, mais il y a de
fortes raisons de mettre leur réalité en doute; nous croyons que
ce sont des cas de grossesse extra utérine qui ont guéri, et nous
le croyons parce que, dans les cas de ce genre, à la fin du
neuvième mois, des douleurs survinrent, ressemblant à celles du
travail, et continuèrent pendant quelque temps pour disparaître
alors et ne plus revenir. Mais aucun de ces cas que nous avons
examinés ne présenta un seul symptôme qui annonce qu'une

1. Denman. Essay on Rupt. of the Womb., p. 17.

2. Douglas. Observ. on an Extraord. case of Ruptured uterus; London,
1785.

3. De la Motte. Traité d'accouch., p. 464.

rupture de l'utérus est arrivée, et il serait facile d'en citer qui se sont terminés par la mort et où il est expressément établi que l'utérus était sain (1). »

Ramsbotham (2) à son tour acceptant comme vraies les observations de Dewees se prononce pour la gastrotomie, « convaincu que laisser l'enfant dans le ventre était presque certainement la mort de la mère.» Campbell (3) se fait le défenseur énergique de l'opération césarienne : « Quand l'extraction du fœtus, au milieu des viscères abdominaux n'a pas été tentée immédiatement après la délivrance, on doit certainement donner la préférence à l'incision des parois abdominales et on doit adopter la même pratique quand le fœtus est chassé au milieu des intestins avant que l'orifice utérin soit suffisamment dilaté pour laisser passer la main du médecin qui veut faire la version. Dans le cas où une quantité considérable de sang ou de liquide amniotique aurait été épanchée dans la cavité abdominale, la gastrotomie qui donnerait une issue à ces matières pourrait être faite avec de grands avantages pour la patiente. » Mais Burns, Blundell (4), Robert Lee (5) repoussent cette opération que les autres auteurs, Ingleby, Robert Collins, etc., défendent d'ailleurs mollement et comme en hésitant. Il ne faut pas moins que le travail de Trask rapportant des faits en nombre considérable pour faire renoncer à l'expectation en face de ce terrible accident, et nous verrons bientôt que si les Anglais ont été longs à accepter l'opération césarienne, ils la pratiquent aujour·d'hui avec une véritable hardiesse.

En France, malgré l'autorité qui s'attachait au nom de Levret, les accoucheurs n'acceptèrent point de rester désarmés devant un semblable accident, et tandis qu'Astruc (6), Simon (7), Deleurye (8), puis

---

1. Dewees. On Rupt. of the uterus. In Essays on V. Subj., of midwifery, 1823 p. 206.

2. F. H. Ramsbotham, loc. cit., p. 507.

3. Campbell. Lancet, 1828-29, t. I.

4. Blundell, loc. cit.

5. Robert Lee. Lond. med. Gaz., t. XXXII, p. 663 ; 1842-43.

6. Astruc dit : « On propose l'opération césarienne comme un remède contre ce malheureux accident, et on a raison. Il est certain qu'on sauverait l'enfant, et qu'on aurait sujet d'espérer de sauver la mère ; car, après tout, la déchirure

Baudelocque, dans un rapport à la Société de médecine, dans ses *Recherches sur l'opération césarienne*, et dans son traité, préconisaient la gastrotomie comme dernière ressource, des chirurgiens la pra-tiquaient avec succès en province, et Lambron la renouvelait deux fois sur la même femme qui guérissait. Plus tard, Deneux, dans sa thèse, Mme Lachapelle, Murat, puis Dubois, dans leurs articles, et les auteurs des Traités d'accouchement repoussent absolument l'idée d'abandonner le fœtus dans le ventre de la mère. « Dans le cas où une pareille manœuvre (l'extraction par les voies natu-relles), est impossible, dit Cazeaux (9), on n'a de ressource que dans l'opération césarienne, à moins qu'effrayé par les consé-quences fâcheuses de cette opération, on n'aime mieux abandon-ner le fœtus dans la cavité péritonéale et laisser courir à la femme tous les dangers auxquels l'expose une pareille détermination. La mort de l'enfant bien constatée, l'arrêt de l'hémorrhagie pourrait *peut-être* légitimer cette dernière façon d'agir, surtout si l'on n'ar-rivait auprès de la femme que quelques heures après l'accident : elle ne serait jamais excusable si le fœtus était vivant, et si l'on n'avait pas la conviction que l'utérus, complétement rétracté, ait oblitéré les vaisseaux qui fournissaient le sang ; la gastrotomie de-vrait être pratiquée sur-le-champ. » Mais nous ne pouvons, à aucun point de vue, accepter ces quelques lignes de M. Joulin (10) :

de la matrice n'est pas incurable ou ne l'est pas toujours. Mais pour rendre cette opération salutaire, il faudrait la faire presque dans le moment que la rupture vient de se faire ; car la mère et l'enfant périssent bientôt après ; et comment faire cette opération sur une femme qui vient d'essuyer un assaut très-rude, qui est alors, pour l'ordinaire, dans un évanouissement alarmant, et qui est d'une si grande faiblesse, qu'on a peine à sentir son pouls. Dans des circonstances si tristes, il faut donner quelque relâche à la malade, tenter de rétablir ses forces par quelques cuillerées de vin d'Alicante ou de quelque cordial léger, et profiter du premier moment favorable pour faire, non pas l'opération césarienne, car il n'y a point d'incision à faire à la matrice, mais une simple incision au bas-ventre, ce qui est beaucoup moins dangereux et peut suffire pour sauver la mère et l'enfant. » (Astruc, Art d'accoucher, Paris, 1766, p. 267.)

7. Simon. Rech. sur l'opération césarienne. Mém. de l'Acad. royale de chir. t. II, 1753, p. 323.

8. Deleurye. Traité des accouchements, 2e édition, p. 374.

9. Cazeaux, loc. cit., p. 780.

10. Joulin. Traité complet d'accouchements, p. 888.

« L'homme de l'art, dit-il, doit toujours subordonner ses intérêts à ceux de la femme qu'il assiste ; cependant, cette abnégation a ses limites. Nous avons le droit de poser cette question : Dans un cas presque nécessairement mortel, le praticien, en intervenant immédiatement, doit-il courir l'inévitable risque de se voir attribuer la mort de la femme ? J'avoue que, pour mon compte, j'y regarderais à deux fois, et ce n'est qu'après avoir très-nettement exposé la gravité de la situation, et cela en présence de confrères, que je me déciderais à opérer la délivrance. Les assistants sont absolument incapables d'apprécier l'étendue du danger, et les tentatives pratiquées dans le but d'y remédier seraient certainement considérées comme la cause de la mort. On ne dirait pas, le médecin n'a pas su empêcher l'accouchée de mourir, on dirait : il l'a tuée. Bien heureux si quelque procès ne vient pas compléter les injustes récriminations de la famille. » Que l'accoucheur prenne toutes les mesures de prudence et toutes les garanties, qu'il expose la gravité du cas, qu'il s'entoure de confrères, rien de mieux, s'il le peut, sans danger pour sa malade ; il serait même impardonnable de ne pas le faire. Mais que, par par crainte de compromettre sa réputation ou de risquer un procès, il n'intervienne pas de suite, alors qu'une intervention *immédiate* peut sauver la femme, et un retard la laisser périr ; c'est là ce que nous ne pouvons admettre. Peut-être nous dira-t-on que nous sommes bien jeune ; mais nous croyons que, quand le médecin a fait son devoir, et ici, son devoir, c'est de tout tenter pour sauver sa malade ; quand il a pour lui sa conscience, il peut marcher la tête haute et braver tous les procès. Nos maîtres nous ont appris à nous conduire ainsi, et plus d'un nous a donné l'exemple, et s'il fallait citer des noms, l'art des accouchements nous en fournirait un presque contemporain.

Les Allemands semblent avoir complétement adopté la pratique française, à en juger, du moins, par les quelques lignes suivantes, de Bluff et de Lehmann... « Si, dit Bluff (1), la rupture est élevée dans l'utérus et le fœtus passé complétement dans la cavité abdominale, l'extraction par les voies naturelles et la rupture est

1. Bluff, loc. cit. Journ. de Siebold, t. **XV**, p. 314 ; 1738.

impossible parce que l'utérus se rétracte trop, la gastrototomie est alors indiquée et doit être faite le plus tôt possible, car, par là, la vie de l'enfant peut être sauvée, et même quand cela n'est plus vraisemblable, à cause du trop long séjour de l'enfant dans l'abdomen (surtout quand il n'y est pas entré avec les membranes entières, ce qui est très-rare); il serait pourtant incomparablement plus dangereux de laisser l'enfant dans la cavité péritonéale, bien que quelques observations heureuses parlent en faveur de cette dernière conduite, que de faire la gastrotomie qui fut faite avec succès, même très-tard et répétée deux fois chez la même femme. »

« Si l'enfant est passé complétement dans la cavité abdominale, et si les essais pour terminer l'accouchement par les voies naturelles ont été infructueux, la laparotomie ou gastrotomie peut alors être nécessaire, et elle est de plein droit, si le bassin est considérablement rétréci ou la rétraction de l'utérus trop forte (1). » Aussi n'avons-nous pas été peu surpris de trouver, dans la dernière édition du Traité de Scanzoni, le conseil suivant : « Si tout le fœtus se trouve dans la cavité abdominale, il suffit fréquemment alors d'enlever le délivre resté dans la cavité utérine, pour amener le degré de rétraction nécessaire des vaisseaux et l'occlusion de la plaie, et par suite l'arrêt de l'hémorrhagie interne et externe. Si cela réussit et si l'on a la certitude de la mort du fœtus, l'expectation est alors le procédé le plus convenable et celui qui, plus souvent encore que la laparotomie, est couronné de succès. Celle ci ne doit être employée dans de telles circonstances que lorsque l'enfant présente encore des traces certaines de vie » (2), et il termine en disant que l'on ne doit faire de tentatives pour extraire l'enfant par les voies naturelles que si elles sont d'une facilité extrême et ne rencontrent d'obstacles d'aucune sorte.

Nous ne croyons pas, quant à nous, que la pratique qui consiste à laisser l'enfant dans le ventre soit à aucun degré justifiable. La mort, et le plus souvent une mort très-rapide, est la conséquence

1. Lehmann. Man. f. Geburtsk, t. XII, p. 446; 1858.
2. Scanzoni, loc. cit., p. 231.

de cette manière de faire, et nous ne pouvons que confirmer les opinions de Dewees, de Ramsbotham, car sur 144 cas où la femme ne fut pas délivrée, nous n'en avons trouvé que deux de ruptures incontestables et guéries ; tous les autres faits publiés par les auteurs appartiennent à des grossesses extra-utérines ou manquent de détails suffisants pour être acceptés comme des exemples de déchirures de la matrice. Ajoutons aussi que la mort semble beaucoup plus rapide dans ce cas.

2° *Extraire l'enfant par les voies naturelles.* — C'est la conduite la plus généralement adoptée et presque la seule suivie en France. Aujourd'hui tous les accoucheurs l'admettent et ne discutent plus que sur les procédés à employer pour attirer l'enfant au dehors et sur les limites qui s'imposent à cette extraction. Tous d'ailleurs sont unanimes pour recommander de la pratiquer le plus tôt possible.

Plusieurs cas peuvent se présenter, et nous allons successivement les passer en revue : 1° L'enfant est resté dans l'utérus, il a conservé sa position première, la tête est engagée dans le petit bassin, ou se présentant au détroit supérieur n'a pas retrocédé. On est alors généralement d'avis de terminer l'accouchement par une application de forceps si le bassin est normal, et par la céphalotripsie et l'extraction avec le forceps ou le crochet s'il est trop étroit. C'est là la pratique la plus habituellement suivie; mais dans un assez grand nombre de cas elle échoue. Il arrive assez souvent, en effet, que les premières tentatives pour introduire les branches de l'instrument, ont pour résultat de faire remonter la tête, surtout quand elle n'est pas fortement engagée, et parfois de la faire passer dans la cavité abdominale, et cela malgré la précaution excellente et recommandée par tous les accoucheurs de faire soigneusement fixer le fond de l'utérus. Aussi voyons-nous dans beaucoup d'observations, qu'après des tentatives infructueuses d'application de forceps, on dut avoir recours à la version podalique, opération indiquée dans ce cas. D'ailleurs la proportion de succès est à peu près la même, que l'on ait extrait l'enfant avec le forceps ou par la version. Ainsi sur 75 femmes qu'on délivra avec l'aide du forceps avec ou sans broiement préalable de la tête fœtale, 13 guérirent, et sur 85 accouchements par la version avec ou sans perforation de la tête à la suite, 15 guérisons. Pourtant il est juste de rappeler que dans quelques cas on dut recourir à la version après avoir inutilement essayé le forceps.

2° L'enfant est en partie ou en totalité hors de l'utérus, mais la plaie large non retractée permet le passage facile du fœtus à travers la rupture, et le bassin est bien conformé. Deux opinions sont en présence, l'une dont Baudelocque est le principal défenseur, veut qu'on ait toujours recours au forceps et proscrit la version sauf dans des cas à peu près exceptionnels. Voici comment il s'exprime : « Lorsque la tête se présente après la rupture de la matrice, quand même elle ne serait pas engagée dans le bassin, pourvu que la mauvaise conformation de celui-ci n'y mette pas de grands obstacles, il faut opérer l'accouchement avec le forceps, quelle que soit la partie qui ait pénétré dans le bas ventre. On conçoit clairement à quel danger on exposerait la femme en voulant retourner l'enfant dont la majeure partie du tronc se trouve dans la cavité abdominale, et le reste dans la matrice déchirée; si on ne peut l'extraire au moyen du forceps ou du crochet quand il est mort, la gastrotomie, c'est-à-dire l'incision des enveloppes du ventre, est aussi manifestement indiquée que dans le cas où il a été poussé tout entier dans cette cavité.

« Cette opération est préférable à la conduite de quelques praticiens qui ont porté la main à travers la rupture de la matrice pour aller prendre les pieds de l'enfant dans le fond de l'abdomen, où ils avaient pénétré avec une partie du corps, même la totalité de celui-ci si l'on ajoute foi à leurs observations. On ne doit extraire l'enfant par les pieds qu'autant qu'ils se rencontrent dans le voisinage de l'orifice de la matrice, ou que l'enfant est encore tout entier dans ce viscère (1). »

C'est certainement là une opinion trop absolue, peut-être même est-elle dangereuse ; car sur 12 cas dans lesquels on fit l'extraction avec le forceps du fœtus passé en totalité ou en partie dans l'abdomen, un seul fut suivi de guérison.

F. Ramsbotham, à son tour préconise la version à peu près exclusivement : « A l'instant, dit-il, où je reconnais que l'accident

---

1. Baudelocque. L'art des accouchements, 3ᵉ édition, 1786, p. 473.

est arrivé, je procède à l'extraction de l'enfant, pourvu qu'elle soit possible, comme étant le procédé le meilleur pour sauver la mère et le seul moyen pour préserver l'enfant. En général, la tête a rétrocédé hors de l'atteinte de l'instrument, il faut alors introduire la main dans l'utérus, suivre le corps de l'enfant à travers la déchirure jusque dans l'abdomen s'il y a passé, chercher les pieds et par leur aide ramener le fœtus dans la cavité de l'utérus à travers la même ouverture, puis l'extraire par le vagin (1). » Et plus loin il rejette l'opinion de Baudelocque et de Levret, et croit que dans tous les cas l'extraction de l'enfant par la version qui est toujours possible vaut mieux et est plus facile. Tous ou presque tous les accoucheurs anglais se sont ralliés à cette pratique adoptée aussi en France, et il faut bien l'avouer la seule possible d'ailleurs dans l'immense majorité des cas. Dans notre statistique, dans 45 cas où l'on pratiqua la version pour extraire l'enfant passé en totalité ou en partie dans l'abdomen, et cela sans tenir compte des dimensions du bassin, nous trouvons 29 guérisons.

3° Tout ou partie de l'enfant est passé hors de l'utérus, à travers la déchirure restée large; mais le bassin est rétréci. Il faut alors broyer la tête, si l'enfant est mort, et l'extraire avec le forceps, conseillent quelques accoucheurs; mais le plus souvent il sera impossible de saisir la tête, aussi vaut-il mieux, adoptant la pratique anglaise faire la version, amener le corps du fœtus au dehors, et la tête étant alors fixée la perforer puis la broyer; sans doute le broiement de la tête est plus difficile dans ces cas, mais on n'a pas à craindre de la voir remonter devant l'instrument. Dans les cas où le bassin extrêmement déformé ne permet pas d'espérer qu'on puisse extraire l'enfant même après avoir diminué son volume, il reste une dernière ressource, la gastrotomie qui de l'avis de tous est la seule opération que l'on doive faire quand l'enfant est vivant et n'a pas trop souffert de la longueur du travail. C'est là la pratique la plus généralement adoptée, mais ce n'est pas l'opinion de Trask qui, à l'aide de sa statistique, démontre que l'extraction par les voies naturelles dans les cas de rétrécissements du bassin donne une mortalité extrêmement considérable et que la gastro-

---

1. F. Ramsbotham, loc. cit., p. 596.

tomie donne une proportion de succès beaucoup plus grande, aussi préconise-t-il dans ces conditions ce dernier mode de délivrance à l'exclusion de tous les autres. Il est incontestable que les manœuvres auxquelles on est obligé de se livrer pour perforer et broyer la tête avant de l'extraire ont pour résultat, en même temps qu'elles affaiblissent la femme, de contondre l'utérus, d'augmenter parfois l'étendue de la rupture, surtout si elle est transversale et occupe le segment inférieur, et d'accroître l'hémorrhagie. Avant Trask d'ailleurs Blundell et quelques autres ne conseillaient l'extraction du fœtus qu'autant qu'elle pouvait se faire avec grande facilité et grande douceur et sans violence.

4° L'enfant est en partie hors de l'utérus, mais la plaie s'est rétractée sur lui, et une extraction par le vagin ne peut se faire qu'en employant une grande violence ou en ayant recours à l'instrument tranchant.

Bien que Chailly (1) conteste la possibilité de cette rétraction des lèvres de la plaie, bien qu'il écrive : « En effet, je le répète, jamais la rétraction utérine ne sera assez énergique pour empêcher la main de tirer sur les parties fœtales comprises dans la crevasse ou pour s'opposer à l'introduction de la main à travers cette crevasse, d'une rétraction trop énergique qui ne pourrait se réaliser que si tout le produit s'était échappé de l'utérus dans la cavité péritonéale », il n'en est pas moins constant que cette complication peut se présenter, et nous avons trouvé quelques observations dans lesquelles il est formellement dit que l'utérus était revenu sur lui-même et que la partie fœtale qui faisait saillie dans l'abdomen était étroitement serrée par les bords de la rupture. Ces faits sont peut-être plus rares que ne semblent le croire Cazeaux et ses successeurs, mais ils existent.

Que faut-il faire alors? Nous avons vu que toute l'école anglaise et une partie de l'école française prescrivent de ne faire l'extraction par les voies naturelles qu'autant qu'elle est possible sans la moindre violence. Elles donnent non sans raison, pour motif de cette défense, que des tractions énergiques amèneraient

---

1. Chailly-Honoré. Traité pratique de l'art des accouchements, 3ᵉ édition· p 468-69.

certainement de grands désordres et des délabrements dont il serait impossible de se rendre compte et par suite d'empêcher : elles conseillent la gastrotomie et ajoutent que cette manière d'agir est surtout commandée quand la partie fœtale hors de l'utérus est la tête : « Cette opération (la version) dit Deneux, ne saurait être admise quand l'enfant est situé en travers, lorsqu'il est passé en grande partie dans la cavité abdominale ou même quand la tête seule y a pénétré et que les bords de la crevasse sont étroitement serrés sur le col de l'enfant, parce qu'alors les délabrements auxquels on donnerait lieu exposeraient la femme à des accidents plus graves que ceux qui surviennent après la gastrotomie » (1).

Mais par une crainte exagérée, à notre avis, de l'opération césarienne, on a proposé de débrider la plaie utérine avec le bistouri pour que l'ouverture ainsi agrandie pût donner passage aux parties fœtales étranglées. C'est M. Dubois qui le premier a émis cette idée : « Les pieds fussent-ils dans la cavité péritonéale, dit-il, il ne faudrait pas craindre d'aller les chercher à travers la crevasse; pourvu qu'on procédât avec beaucoup de prudence et de douceur dans cette manœuvre, et, *dût-on, pour pénétrer plus facilement, agrandir la plaie par un débridement ménagé* » (2). Et Cazeaux s'empresse d'adopter cette pratique : « Le passage des eaux et d'une partie du fœtus dans l'abdomen peut avoir déterminé la rétraction de la matrice, et les bords de la rupture, participant à cette rétraction, peuvent se trouver resserrés sur le tronc de l'enfant et rendre le passage de la main impossible; on pourrait alors, suivant le conseil de quelques accoucheurs, se servir de l'instrument tranchant et agrandir la plaie de l'utérus pour se frayer un passage ; mieux vaudrait cela que de pratiquer l'opération césarienne » (3). Malgré les protestations énergiques de Chailly qui, en admettant même que cette rétraction de l'utérus, à laquelle il ne croit pas, vienne à se produire, déclare qu'il ne comprend pas « qu'on ait pu sérieusement donner le précepte d'introduire

---

1. Deneux, loc. cit., p. 63.
2. P. Dubois. Dict. de médecine, t. **XXX**, p. 329.
3. Cazeaux, loc. cit., p. 779.

dans l'utérus la main armée d'un bistouri, pour aller agrandir la déchirure de l'organe, et pour se frayer un passage jusque dans la cavité du péritoine ! Jamais le coin du feu, le silence du cabinet et la contemplation du mannequin n'ont enfanté pareille étrangeté. Si cette opération était possible le remède serait plus grave que le mal. » (1). Malgré cette protestation presque tous les auteurs français qui ont écrit depuis Cazeaux, sur la rupture utérine, adoptent cette pratique : « Évidemment cette grave opération serait moins dangereuse que la section abdominale » dit M. Joulin (2). M. Hervieux (3) répète la phrase de M. Dubois, et tout récemment enfin M. Devillez, qui trouve cette incision sans gravité, la conseille dans les termes suivants : « Il peut surgir pendant l'opération *une petite difficulté,* comme conséquence du retrait de l'utérus, les lèvres de la rupture peuvent revenir sur elles-mêmes et rétrécir considérablement la plaie. De là contraction, étranglement possible de la partie fœtale en rapport avec les bords de la rupture, du cou par exemple. L'indication est évidente : on fera un débridement, *incision généralement sans gravité,* et assurément bien préférable à la gastrotomie que certains accoucheurs préconisent encore en cette circonstance » (4).

Nous n'avons trouvé qu'un auteur étranger qui parlât de cette pratique du débridement de la plaie; tous les autres, Trask en tête ne la signalent même pas. Seul Scanzoni la réfute dans ces termes : « Il serait très-dangereux, dit-il, d'essayer d'agrandir avec un instrument pointu porté dans la cavité utérine, la plaie rétrécie par la contraction de la matrice; car avec le peu de certitude avec laquelle on fait des incisions dans ces conditions, on peut très-facilement blesser les intestins de la mère ou quelque partie du fœtus : » (5). A cette raison, Scanzoni eût dû en ajouter une autre plus convaincante encore, c'est qu'en aucun cas ce débridement ne peut donner le résultat qu'on espère. Ce qui produit

1. Chailly, loc. cit., p. 468,
2. Joulin, loc. cit., p. 468.
3. Hervieux, loc. cit., p. 314.
4. Devillez. Thèses de Paris, 1869, p. 85.
5. Scanzoni, loc. cit., p. 230.

cet étranglement de la partie fœtale, c'est la rétraction de l'utérus assez grande parfois pour amener l'occlusion complète de la déchirure. Or, si une plaie assez large pour livrer passage à une partie du fœtus n'a pas été capable de faire perdre à la matrice sa puissance de rétractilité, comment les quelques centimètres d'incision que l'on ajoutera sur les bords amenèront-ils cette inertie utérine, personne n'oserait le soutenir ; et si l'utérus conserve le pouvoir de se rétracter, il arrivera simplement que l'anneau contractile formé par les lèvres de la plaie, mais composé de tout le muscle utérin se resserrant un peu plus, fera disparaître les quelques centimètres gagnés avec le bistouri et n'en continuera pas moins d'étrangler les parties qui le traversent. Il se passera là ce qui arrive dans la contracture des muscles circulaires, on ne peut la faire cesser avec l'instrument tranchant qu'en coupant le muscle dans toute son épaisseur, et nous ne pensons pas que jamais personne propose d'en agir ainsi sur le muscle utérin. A tous les points de vue donc nous croyons cette pratique non-seulement impuissante, mais nuisible et dangereuse, et nous pensons qu'on doit la prescrire absolument, d'autant mieux qu'ainsi que nous le verrons plus loin, la gastrotomie ne donne pas des résultats tellement désastreux qu'on doive pour n'y pas avoir recours, entreprendre une opération plus incertaine, à coup sûr, et tout aussi périlleuse. Il faut avouer, du reste, que cette dernière n'a été jusqu'ici faite que dans les livres. Aucun auteur, que nous sachions, ne l'a tentée, du moins n'en avons-nous pas trouvé mention dans les observations au nombre de 580 que nous avons eues sous les yeux.

5° Le fœtus est en entier dans la cavité péritonéale et il est impossible de l'extraire par les voies naturelles, soit qu'un rétrécissement extrême du bassin ne permette aucune manœuvre, ou plus souvent que la plaie soit à ce point rétractée qu'on ne peut pas introduire la main à travers elle, soit enfin parce que l'utérus est complétement revenu sur lui-même et que l'orifice est fermé. Dans ce cas, il ne reste qu'une seule manière d'agir : il faut, de toute nécessité et le plus rapidement possible, faire la gastrotomie.

Lorsqu'on a amené l'enfant au dehors à travers la plaie, il faut aussitôt après réintroduire la main pour aller chercher le placenta et faire sortir, avec le plus grand soin, autant de caillots sanguins ou de liquide accumulé dans le péritoine qu'il sera possible ; c'est au moins la pratique conseillée par tous les auteurs ; en général, d'ailleurs, le placenta vient avec le fœtus, et sort en même temps que lui, presque toujours aussi, leur sortie est suivie d'une hémorrhagie plus ou moins abondante, résultat de l'issue du sang mélangé à divers liquides, qui s'était accumulé dans le tissu cellulaire pelvien ou dans la cavité péritonéale. Il peut arriver aussi que le placenta seul soit tombé dans l'abdomen, l'enfant étant resté dans l'utérus. La conduite est la même ; il faut encore introduire la main pour amener le délivre qui parfois est difficile à trouver au milieu des intestins. Dans ce cas, beaucoup d'accoucheurs donnent ce précepte absolu de ne point insister sur la délivrance quand elle présente quelque difficulté ; ils préfèrent courir la chance de laisser le placenta dans le ventre, plutôt que de s'exposer à blesser, par des tentatives intempestives, les viscères abdominaux, ou de développer une inflammation plus vive du péritoine en l'irritant par des manœuvres réitérées.

Il arrive souvent, surtout lorsqu'une large déchirure siége au fond, et que l'utérus ne s'est pas rétracté, qu'au moment où le fœtus sort, les intestins pénètrent dans la plaie restée béante ; dans quelques cas même, cette hernie de l'intestin précède l'accouchement, et on a vu le vagin rempli par des anses intestinales, quand le fœtus était encore dans la cavité abdominale. Il faut alors, après avoir extrait l'enfant, s'il ne l'est déjà, introduire la main, repousser les viscères herniés, ce qui est parfois d'une difficulté extrême, et laisser la main dans la cavité utérine jusqu'à ce que la matrice se rétractant, la plaie se ferme, et qu'on n'ait plus à craindre le retour des intestins. En même temps on provoquera le retrait de l'organe par tous les moyens usités ; frictions sur la face interne avec les doigts laissés dans la cavité, applications froides et malaxation de l'utérus à l'extérieur, et surtout et avant tout, seigle ergoté ; la science possède un certain nombre de cas dans lesquels cette pratique a été suivie de succès.

3° *Faire la gastrotomie.*

La discussion à laquelle nous nous sommes livré dans les pages précédentes montre que, l'enfant ne devant sous aucun prétexte être abandonné dans la cavité abdominale, la gastrotomie est, dans bien des cas, la seule, l'unique ressource. Aujourd'hui, du reste, l'immense majorité des accoucheurs est d'accord pour admettre qu'elle doit être pratiquée toutes les fois qu'ont échoué tous les moyens d'extraction du fœtus par les voies naturelles; nous croyons avoir fait, quand nous avons étudié l'expectation comme méthode de traitement, une démonstration suffisante de la nécessité de cette opération pour n'avoir pas à y revenir ici. Mais dans ces derniers temps le sujet s'est élargi, et un certain nombre de médecins anglais et américains agitent la question de savoir si, dans certaines conditions données, il ne vaut pas mieux, pour la femme, avoir recours à la laparotomie, que de tenter de la délivrer en introduisant la main dans la plaie utérine, alors même qu'on pourrait espérer terminer l'accouchement de cette manière. C'est encouragés par les statistiques de Trask, favorables à la gastrotomie, et par les résultats obtenus dans ces dernières années dans l'ovariotomie qu'ils ont soulevé cette discussion et émis cette opinion, qui, il faut bien le reconnaître, prend de plus en plus faveur chez nos voisins d'Outre-Manche.

Déjà, Baudelocque, dans une note de son rapport sur le travail de Piet, disait : « Il serait intéressant, sans doute, d'examiner ici s'il n'y a pas plus d'inconvénients à se conduire, comme l'ont fait Peu, Lamotte et autres, qu'à pratiquer la gastrotomie (1), » et Deneux, dont Murat répète les paroles, déclarait que : « la gastrotromie n'est pas seulement indiquée quand l'enfant est passé dans l'abdomen; il faut encore la pratiquer toutes les fois que le sang épanché dans cette cavité donne lieu aux symptômes qui annoncent sa présence. Aucun exemple ne prouve, à la vérité, qu'on y ait eu recours en pareille aventure ; mais l'analogie qui existe entre ces cas et les épanchements sanguins à la suite des plaies

1. Baudelocque. Rapport, etc., Journ. gén. de méd., t. IV, p. 253.

pénétrantes dans la cavité abdominale, et les succès qu'on a obtenus plusieurs fois dans ces sortes de dépôts, nous autorisent à recommander cette pratique (1). » Mais ces phrases avaient passé inaperçues, ou la crainte de l'opération césarienne les avait fait prendre pour des réflexions hasardées, des conseils téméraires, lorsque Trask, en 1848, puis en 1856, posa de nouveau la question, et cette fois dans des termes formels :

« En résumé, dit-il, en règle générale, quelle que soit la cause qui puisse nous faire prévoir une délivrance longue et difficile par les voies naturelles, la gastrotomie apportera les meilleures chances de guérison (2). » Et huit ans plus tard, « comme la rétraction de l'utérus a presque toujours lieu après le passage de l'enfant dans l'abdomen, on trouvera un obstacle à la délivrance dans presque tous les cas où le vagin ne présente pas en même temps une déchirure considérable. L'opération de la gastrotomie offre alors les plus grandes chances de succès. Nous croyons qu'en négligeant de recourir à ce mode de délivrance, on a beaucoup contribué à la croyance exagérée si généralement acceptée, à la mortalité de cet accident (3). » Quelques accoucheurs se firent alors les défenseurs de cette opinion de Trask. Le Dr Fisher, dans un mémoire, déclarait que « la gastrotomie doit être exécutée le plus rapidement possible, à moins que la délivrance ne puisse être faite d'une autre manière, promptement et sans la moindre difficulté. »

Dans une discussion à l'*Obstetrical Society of Edinburg*, Henderson (4) termine la narration d'un fait dans lequel il avait, sans succès, fait la version, en disant : « Je ne suis pas du tout convaincu que dans de semblables cas la version soit le meilleur mode de traitement ; j'ai une forte impression que si j'avais fait la gastrotomie, nettoyant la cavité de l'abdomen et traitant cela comme un cas d'ovariotomie, la malade aurait très probablement guéri. »

<hr>

1. Deneux. Thèses de Paris, 1804, p. 72.

2. Trask, loc. cit.; 1848, p. 413, et 1856, p. 110.

3. Fisher Trans. of the med. Society of the State of New-York, Anal. in Am. Journ., 1861, t. XLII, 2e série, p. 496.

4 Henderson. Edimb. med. Journ., 1866, t. XI, p. 1055.

Et Keiller (1) ajoute : « La gastrotomie est, dans quelques cas, un meilleur procédé que la version et diminue plus souvent la mortalité..... Quand l'enfant est extrait à travers la déchirure, il y a risque pour la mère de la rétention dans l'abdomen des lochies et du sang épanché. Comme règle générale, je recommanderais la version quand la rupture est au col, la gastrotomie quand elle siége au corps de l'utérus. » Enfin, à l'*Obstetrial Society of London* en 1867, après la lecture du mémoire de Radford qui préconisait la version podalique et l'extraction par les voies naturelles, le compte-rendu de la séance prête à Playfair les réflexions suivantes : « Le Dr Playfair n'approuve pas le traitement que le Dr Radford a adopté dans le cas où le fœtus a passé dans la cavité péritonéale. Il croit qu'en tentant d'attirer l'enfant à travers la rupture, ou tend à augmenter celle-ci, ce qui n'est rien moins que désirable, et on court aussi le risque de blesser d'autres organes abdominaux. Une bien meilleure méthode de traitement, c'est la gastrotomie comme la pratiquent les Américains. Il connaît douze cas dans lesquels cette opération a été faite, et quelques-uns ont guéri. En fait, le résultat de cette pratique est satisfaisant » (2).

Il faut bien avouer, qu'en effet les chiffres parlent en faveur de cette opinion, et il est bien certain que, de tous les modes de délivrance, la gastrotomie est celui qui paraît donner le plus de guérisons, je dis paraît, parce que tout à l'heure nous aurons à discuter la valeur de ces nombres.

Comparant les proportions de succès suivant les modes de traitement employés, lorsque la tête et une partie ou la totalité du fœtus sont passées dans la cavité abdominale, Trask donne le tableau suivant :

Gastrotomie : mortes, 77 ; guéries, 22 ; mortalité, 24 p. 100 ;

Version, perforation, etc. : mortes, 80 ; guéries, 38 ; mortalité, 68 p. 100.

Abandonnées : mortes, 55 ; guéries, 15 ; mortalité, 38 p. 100.

Nous-même, en réunissant tous les cas de rupture, quel que

1. Keiller. Eod. loc.
2. Playfair. Obstetrical Transactions, t. VIII, p. 214; 1867.

fût l'endroit où se trouvait le fœtus au moment de la délivrance, nous obtenons ce résultat :

		Mortes.	Guérisons.	Guérisons p. 100.
Non délivrées......................	144	142	2	1.45 %
Délivrées par le forceps.	115	101	14	12 %
— par la version............	214	165	49	23 %
— sans indication..........	53	44	9	17 %
— par gastrotomie..........	38	12	26	68.4 %

Ou si l'on veut plus simplement :

		Mortes.	Guérisons.	Guérisons p. 100.
Expectation.......................	144	142	2	1.45 %
Contraction par les voies naturelles.	382	310	72	19 %
Gastrotomie......................	38	12	26	68.4 %

Je sais bien qu'on objectera à ces statistiques qu'elles n'expriment point la réalité, parce qu'on publie volontiers les cas de guérison, mais qu'on se garde bien de publier les cas de mort. Nous admettons parfaitement cette objection, vraie jusqu'à un certain point, et nous sommes prêt à reconnaître que les proportions sont trop fortes pour les succès ; mais, ainsi que nous l'avons déjà dit, nous ne raisonnons pas sur des nombres absolus, nous raisonnons par comparaison. Nous ne prétendons nullement que le rapport de 68 0/0 signifie que toujours, sur 100 cas de gastrotomie après rupture de l'utérus, il y aura 68 guérisons, telle n'est point notre pensée, pas plus que de soutenir que par l'extraction par les voies naturelles, on aura toujours 19 guérisons sur 100 cas. Ces rapports, non pas fictifs, mais approximatifs, nous servent seulement à montrer que le nombre des guérisons après la gastrotomie est beaucoup plus grand qu'après l'extraction par les voies naturelles, quel que soit le procédé employé. Or, l'objection à laquelle nous répondons actuellement s'applique également aux deux modes de traitement en discussion. Si on a plus volontiers fait connaître les guérisons pour l'opération césarienne, on l'a fait aussi pour toutes les autres méthodes, et par conséquent on est bien forcé de reconnaître que la première donne beaucoup plus de succès que les autres, quelles qu'elles soient. Il y a plus ; c'est qu'il est probable que la statistique de la gastrotomie est plus vraie que celles des autres modes de délivrance, car, ainsi que le fait remarquer Trask : (1) « La gastrotomie est une opé ration que relativement peu de praticiens ont le courage d'entreprendre au milieu des scènes dont ils sont entourés quand arrive une rupture de l'utérus. Un plus grand éclat s'attache à son exécution même quand l'issue n'est pas heureuse, qu'à l'application du forceps, à la perforation ou à la version. Et il n'y a aucun des motifs qui pourraient pousser à supprimer la publication des cas malheureux de gastrotomie, qui ne s'applique également ou même avec plus de raison aux autres modes d'accouchement. » On peut, il est vrai, nous opposer le petit nombre des faits de gastrotomie comparé aux chiffres énormes des observations d'extraction par les voies naturelles ; ce serait en effet une objection d'une grande valeur si la différence entre les deux résultats n'était pas aussi considérable, mais en tout cas elle mérite d'être prise en considération. Enfin, pour aller au devant de toutes les objections, à ceux qui seraient tentés de penser que nous sommes tombé sur une série favorable, nous ferons remarquer qu'elle se continue depuis bien longtemps, car en 1856 Trask trouvait à peu près les mêmes chiffres que nous. De telle sorte que, même en n'attachant pas une importance exagérée aux nombres que nous citons, nous sommes forcé de reconnaître que de toutes les manières de terminer l'accouchement après une rupture de l'utérus c'est la gastrotomie qui offre à la malade les plus grandes chances de guérison.

Tout étrange, tout paradoxal que paraisse ce résultat, puisque personne n'ignore qu'en France, du moins, où l'on compte à peine de succès, l'opération césarienne est une des plus meur-

1. Trask, loc. cit., 1848, p. 406.

trières, sinon la plus meurtrière de toutes les grandes opérations, il nous semble pourtant qu'on peut trouver quelques motifs de l'expliquer.

Et tout d'abord songeons qu'ainsi que le faisait déjà remarquer Astruc, ce n'est point une véritable opération césarienne que l'on pratique dans ces cas, mais une simple incision que l'on fait à la paroi abdominale pour extraire un corps étranger qui a déjà divisé la matrice et ouvert le péritoine.

« Un préjugé qui, probablement, a prévalu contre la gastrotomie (dans les cas de rupture), c'est la forte mortalité de l'opération césarienne, comparée à celle d'autres opérations en chirurgie, mortalité qui fait de cette opération la dernière ressource dans les cas où il faut l'employer. Ouvrir la cavité péritonéale, couper les parois de la matrice et en retirer l'enfant, comme opération primitive, est une opération de grand hasard ; mais nous devons faire attention que lorsque la rupture a eu lieu avec issue partielle ou totale du fœtus, l'accident lui-même a précisément rempli déjà ces conditions. Le péritoine est déchiré, les parois utérines sont rompues, la malade est dans le plus imminent péril. En regard de la gravité de l'accident et du danger menaçant déjà suspendu sur la patiente, l'incision des parois abdominales perd beaucoup de son importance et de sa gravité relatives. Il est évident que, si la femme pouvait être délivrée sans la faire souffrir et sans courir le risque de lui faire quelque blessure, les chances de guérison seraient beaucoup plus grandes qu'avec aucun des moyens actuellement en notre pouvoir ; mais, puisque nous savons que, si le bassin est rétréci, la souffrance et l'épuisement seront considérables en tentant l'accouchement par les voies naturelles, ne la placerons-nous pas dans une meilleure condition pour guérir par la section abdominale ? A notre avis cela ne peut pas faire l'ombre d'un doute.

« Si nous considérons qu'une section des parois abdominales peut être faite en quelques secondes, et qu'on peut extraire le fœtus et ses annexes et enlever le sang en un temps très-court, on ne peut douter que l'ébranlement de l'organisme est moindre que celui produit par une délivrance épuisante par quelqu'un des autres moyens. En outre, on est parfaitement certain d'obtenir

une rétraction complète de l'utérus qui met à l'abri contre l'étranglement de la plus petite anse intestinale dans la déchirure, de
supprimer entièrement l'hémorrhagie et de débarrasser complétement le ventre des liquides ou des caillots qui par leur présence ou leur décomposition pourraient amener de l'irrita-
tion » (1).

Trask, énumère dans ces lignes tous les bénéfices qu'apporte
la gastrotomie et tous les motifs qui permettent de comprendre
la bénignité, en quelque sorte, de cette redoutable opération.

Oui, l'utérus est déjà déchiré et le péritoine ouvert et en
communication directe avec l'air extérieur quand on fait la section des parois de l'abdomen, et ce n'est alors qu'ajouter une
plaie, qui relativement insignifiante comme plaie, nous procure,
ainsi que nous allons le voir des avantages considérables.

« C'est bien moins, dit Baudelocque (2), de la rupture de la matrice en elle-même que provient le danger, on ne saurait trop le
répéter, que de la présence de l'enfant, de son arrière faix, du
sang et des eaux de l'amnios, épanchés dans le bas ventre ; il faut
donc se hâter d'extraire les corps étrangers qui nuisent d'abord
par leur volume et leur masse et qui le feront bientôt par l'altération putride qu'ils doivent subir, » et après lui tous les auteurs
sont d'accord pour reconnaître que la présence du sang, du
liquide amniotique, et même dans quelques cas que le passage
des lochies dans l'abdomen, sont les causes les plus puissantes
des accidents ultérieurs, par les altérations que subissent ces
liquides et l'inflammation qu'ils déterminent. N'avons-nous pas
vu M. Pajot attribuer à l'écoulement dans le ventre des liquides
fournis par la cavité utérine une influence fâcheuse et d'autant
plus funeste que ces liquides avaient subi depuis plus longtemps
le contact de l'air; et n'est-ce pas le reconnaître implicitement
que de conseiller avec insistance d'extraire le placenta en
même temps que l'enfant, et de débarrasser le plus tôt et le
mieux possible le petit bassin des caillots qu'il renferme de toute
nécessité.

<hr>

1. Trask, loc. cit., 1848, p. 412.
2. Baudelocque. Rapport, etc. Journ. gén. med., t IV, p. 277.

Ainsi, c'est à la présence nuisible de corps étrangers, de quelque nature qu'ils soient, dans la cavité péritonéale ou dans le tissu cellulaire intra-pelvien que sont dus, pour une part immense, les accidents de péritonite qui emportent les malades, surtout après une période de quelques jours. Une des premières, une des plus impérieuses indications pour la réussite de l'opération qu'on entreprend, est donc d'enlever tous ces liquides, source incessante d'infection, et de veiller avec le soin le plus minutieux à n'en pas laisser trace.

Un pareil résultat peut-il être obtenu quand on extrait l'enfant par le vagin ? Croit-on que, quelque attention qu'on apporte, il sera possible à la main introduite par la plaie d'aller débarrasser le péritoine de tous les liquides qui ont été versés dans sa cavité ? Lorsque, dans certains cas, c'est à peine si l'on peut trouver le placenta perdu au milieu des intestins, et qu'on s'estime souvent trop heureux de ne pas être obligé de laisser cette grosse masse charnue, pourra-t-on songer, pour extraire quelques caillots, à renouveler des manœuvres longues, incertaines, faites à l'aveuglée, dans lesquelles on s'expose à blesser les vicères abdominaux toujours irrités par ces tentatives ? Quant à laver le péritoine pour mieux le nettoyer, qui donc oserait le faire à travers la plaie utérine ? Aussi, quelque soin que l'on prenne, reste-t-il des débris, qui en se putréfiant amèneront tous les dangers que l'on sait ; il faudra non-seulement craindre une péritonite suraiguë, trop souvent mortelle, mais alors même que l'on aura surmonté ces premiers accidents, il en restera d'autres non moins à redouter, ceux qui résulteraient de l'élimination des matières laissées dans l'abdomen et de la suppuration intarissable, conséquence nécessaire pour que cette élimination se fasse.

Ce ne sont pas là de pures hypothèses ; un certain nombre d'observations le prouvent ; entre autres, la dernière de celles que nous publions est un des meilleurs exemples que nous en puissions donner. La malade avait résisté aux premiers accidents ; elle avait heureusement surmonté les dangers d'une péritonite généralisée ; mais l'enfant, en passant dans la cavité abdominale avait creusé en quelque sorte une vaste cavité ou s'accumulèrent des caillots, probablement du liquide amniotique et surtout les débris des membranes qui n'étaient pas venus avec le placenta (c'est expressément noté dans l'observation); par suite de la présence de ces matières, il se forma là un énorme foyer purulent dont l'ouverture dans le rectum, au bout de quelques jours, donna issue à des flots de pus; et la mort de la malade, au 22ᵉ jour, n'a pas eu d'autres causes que l'épuisement amené par l'abondance de la suppuration.

C'est au reste l'opinion de M. Kœberlé que dans l'ovariotomie (et rien ne ressemble plus à cette opération que la gastrotomie faite dans les conditions dont nous parlons) c'est bien moins le contact de l'air avec la séreuse péritonéale que la présence des liquides épanchés dans sa cavité qui est la source des accidents que l'on a à redouter, et nous avons connaissance d'une observation dans laquelle cet habile chirurgien n'hésita pas à rouvrir la plaie abdominale pour extraire du sang qu'il supposait s'être épanché dans la cavité péritonéale, en voyant apparaître des accidents au bout de quelques jours. L'événement confirma ses prévisions; le sang enlevé, les accidents disparurent, et sa malade guérit.

Or c'est là le grand, le premier avantage de la gastrotomie, qu'après l'incision des parois abdominales, la cavité péritonéale est largement ouverte, qu'elle est placée ainsi sous les yeux de l'opérateur, qui peut tout à son aise, après avoir extrait l'enfant et le placenta, nettoyer cette cavité, enlever avec soin les caillots sanguins, faire évacuer les liquides épanchés et au besoin même laver avec des éponges le péritoine et les intestins, en un mot éloigner toutes les causes d'inflammation et d'infection, et mettre ainsi la femme dans les meilleures conditions possibles, et cela, sans s'exposer à irriter, parfois même à blesser les viscères abdominaux par des manœuvres difficiles et incertaines. Nous croyons que c'est surtout dans cette issue large et facile donnée aux liquides et dans ce soin de ne laisser dans le ventre aucun débris qui puisse servir d'épine inflammatoire, qu'il faut chercher l'explication des succès nombreux de la laparotomie après la rupture de l'utérus, et c'est précisément aussi pour ces motifs que, alors que l'enfant est dans la cavité abdominale, que le péritoine est déchiré, peut-être même quand il est simplement soulevé par un abondant épanchement sanguin ou par le fœtus, alors en un mot que la séreuse est en contact avec l'air extérieur, nous sommes disposé à préférer à toute autre méthode l'incision des parois abdominales.

En effet, le grand danger de l'opération césarienne, l'action de l'air atmosphérique sur le péritoine, existe déjà par le fait même de l'accident, on ne peut donc plus l'éviter, et tout ce qu'on peut domander à une opération, c'est non pas de supprimer ce danger, aucune ne le peut, mais de le rendre le moins grave possible; par la gastrotomie nous pouvons faire que la patiente ne soit exposée qu'à lui seul. Mieux que tout autre procédé, elle nous permet de supprimer la plus grande partie des causes qui rendent cette pénétration de l'air si nuisible, car, plus que les autres, elle donne les moyens de faire sortir librement ou d'enlever au besoin tous les corps étrangers, qui par leur présence d'abord, et plus tard par l'altération qu'ils subissent au contact de l'atmosphère, compliquent et aggravent si puissamment le fâcheux état de la blessée. Aussi n'hésitons-nous pas à appeler vivement l'attention des accoucheurs sur cette question et à recommander l'adoption de cette pratique pour beaucoup de cas où l'on n'ose pas y recourir encore.

Il nous faut cependant faire une réserve commandée par les faits, et déjà indiquée par M. Guéniot (1) sur l'opportunité de l'opération suivant les lieux où elle doit être pratiquée. Quand on songe que, dans les grandes villes et à Paris surtout, la gastrotomie, exécutée pourtant par les mains les plus habiles, n'a pour ainsi dire jamais réussi, partageant en cela le sort des grandes opérations dont la mortalité est beaucoup plus considérable dans les grandes centres, on comprend que plus d'un chirurgien hésite à entreprendre une opération aussi délicate, qui offre aussi peu de chances de succès; et nous-même, bien que nous croyions que dans ces conditions c'est encore la laparotomie qui donnera les meilleurs résultats, nous hésitons à la conseiller d'une manière bien formelle; mais il n'en est plus de même pour les gastrotomies pratiquées à la campagne. Toutes les statistiques sont d'ac-

1. Guéniot. Parallèle entre la céphalotrip ie et l'opération césarienne. Thèse d'agrégation; Paris, 1865, p. 61-62.

cord pour reconnaître qu'elles donnent alors une proportion de succès relativement considérable, et M. Guéniot termine par ces mots l'étude qu'il a faite de ces statistiques : « Il me paraît donc logique d'admettre, d'après ces faits, que l'opération césarienne peut être pratiquée *très-heureusement à la campagne* et parfois avec un grand succès dans un hôpital important..., que ressort-il des faits qui précèdent ? C'est que l'opération césarienne, *bonne à la campagne* est généralement détestable et horriblement dangereuse, lorsqu'elle est faite dans les grands hôpitaux et surtout dans les conditions mauvaises où se trouvent la plupart des maternités. »

Or s'il en est ainsi pour la gastro-hystérotomie que je pourrais appeler complète, à bien plus forte raison ia simple incision des parois abdominales doit-elle donner et donne-t-elle, en effet, un nombre plus grand de guérisons ; et nous sommes convaincu que tout accoucheur qui osera la faire dans les conditions indiquées plus haut, n'aura qu'à se louer de cette pratique et obtiendra des succès qu'il ne serait pas en droit d'attendre des autres procédés de traitement.

Tout à l'heure nous comparions la gastrotomie, dans la rupture de l'utérus, à l'ovariotomie. Au point de vue de l'opération en elle-même, rien de plus juste, avec cette circonstance, tout en faveur de la première, qu'elle est en général beaucoup plus facile; mais la comparaison deviendrait absolument fausse si l'on prétendait appliquer à la première les statistiques de la seconde et conclure des succès de plus en plus grands obtenus par celle-ci, grâce à l'amélioration des procédés opératoires, au même résultat pour celle-là. Ce n'est pas à dire pourtant que nous croyions qu'il n'y ait rien à faire pour la gastrotomie; mais les conditions dans lesquelles on opère sont trop différentes pour qu'on puisse avec raison conclure de l'une à l'autre. L'extirpation de l'ovaire ma-lade est dans l'immense majorité des cas, une opération que l'on prévoit longtemps à l'avance, pour laquelle on choisit son moment et qu'on ne fait que quand on a placé sa malade dans les condi-tions d'hygiène et surtout d'habitation les plus favorables; en un mot, quand a mis le plus de chances de son côté; pour la gastroto-mie après la rupture de l'utérus, il n'en est plus de même; c'est une opération d'urgence, qu'il faut pratiquer aussitôt l'accident arrivé, quel que soit le local où l'on se trouve, quelles que soient les conditions, qui, il faut bien le dire, sont le plus souvent désastreuses.

Lorsqu'on a fait choix du procédé de délivrance, à quel moment faut-il le mettre à exécution ? Quelques auteurs ont conseillé d'attendre que la femme fût remise du choc que lui a imprimé le terrible accident dont elle vient d'être victime. Il est incontestable que, si la patiente était dans un état d'épuisement extrême, on devrait, avant de tenter quoi que ce fût, essayer de remonter ses forces et la soutenir par des cordiaux et des excitants. C'est au reste la pratique la plus généralement adoptée par les accoucheurs Mais encore ne faudrait-il pas oublier que la terminaison rapide de l'accouchement est un des meilleurs moyens de faire cesser cet état alarmant et de ranimer la blessée. Aussi, sauf des contre-indications absolues, à moins que la femme ne soit sur le point de rendre le dernier soupir, on doit opérer aussitôt l'accident arrivé, sans attendre même, quand on fait l'extraction par les voies naturelles, qu'on ait acquis la certitude absolue que la matrice est rompue ; une intervention rapide ne peut en effet, dans ces cas, qu'avoir les meilleurs résultats, en prévenant la rupture si elle n'est pas encore arrivée, et si elle existe en s'opposant aux accidents immédiats qui en sont la suite : hémorrhagie, passage du fœtus dans l'abdomen et dans quelques cas agrandissement de la plaie qu'augmentent et les contractions quand elles persistent, et la rétraction utérine elle-même, en chassant les parties fœtales à travers la déchirure.

C'était du reste déjà l'opinion de Douglas (1): «Le danger, dit-il, est en général en proportion du temps pendant lequel on a laissé l'enfant séjourner au milieu des intestins et de la susceptibilité ou de l'irritabilité qui dominent dans ce moment dans la constitution de la malade, » et Trask a montré qu'en général les chances étaient d'autant meilleures que le temps écoulé entre le moment de la rupture et celui de la délivrance était moindre.

Quelquefois pourtant la question de l'intervention est plus em-

_____
1. Douglas, loco cita to.

barrassante; c'est dans ces cas, sur lesquels nous avons appelé l'attention, de ruptures utérines avec persistance des contractions. Lorsqu'on a reconnu une rupture pendant le travail, bien que l'utérus ait gardé sa force de contraction tout entière et qu'il semble que l'accouchement va se terminer seul, doit-on intervenir? Il nous paraît qu'il n'y a pas à hésiter. D'une part, rien ne prouve que la matrice, gravement blessée, ne s'affaiblira pas peu à peu et ne deviendra pas impuissante à se débarrasser de son contenu; de l'autre, il est à redouter que chaque contraction qui va suivre la déchirure n'augmente celle-ci et ne fasse d'une lésion d'abord peu étendue une plaie considérable et partant plus dangereuse. Ce n'est point une pure hypothèse, les faits sont là pour prouver qu'une telle crainte n'a rien de chimérique. En outre, pendant tout le temps que durera l'accouchement, la plaie restera béante et l'hémorrhagie continuera; or le meilleur, pour ne pas dire le seul moyen de fermer l'une et d'arrêter l'autre, c'est de faire rétracter l'utérus, ce qu'on n'obtiendra qu'en le vidant entièrement. Ajoutons, d'ailleurs, que l'extraction sera presque toujours facile dans ces cas, l'enfant ayant gardé sa position normale.

Mais doit-on encore tenter l'extraction si l'on n'arrive auprès de la patiente que quelques heures ou même quelques jours après l'accident, nous pensons que oui, mais que dans ce cas ce sera alors presque toujours à la gastrotomie qu'il faudra recourir. Il est cependant un certain nombre de faits qui prouvent que, même après un temps assez long, on a pu amener l'enfant à travers la déchirure et tout le monde connaît cette observation de Mme Lachapelle qui put extraire le fœtus par une plaie utéro-vaginale huit jours après l'accident. Dans des cas où la délivrance ne fut opérée que 24 ou 48 heures après la rupture, les femmes ont guéri.

La question est un peu plus complexe pour la gastrotomie. Il est bien évident tout d'abord qu'on ne doit la faire que quand on a acquis la certitude la plus absolue de l'existence non-seulement de la rupture utérine, mais de quelques-unes des complications qui justifient cette opération. Mais même alors faut-il opérer de suite? On a pu lire les conseils d'Astruc à cet égard. Nous allons un peu plus loin que lui, car nous pensons qu'il faut faire la laparotomie aussitôt qu'on la juge nécessaire, quelque grave que paraisse l'état de la malade, on ne devrait être arrêté que par l'imminence de la mort. Nous devons pourtant reconnaître que dans presque tous les cas que nous possédons l'opération césarienne ne fut exécutée que quelques heures et même dans un cas deux jours après l'accident.

Quant à ceux qui pensent que l'on doit attendre l'apparition des accidents pour opérer, ces lignes de Murat leur répondent suffisamment :

« S'il est vrai, comme l'expérience le démontre, que des accidents graves se manifestent presque toujours peu de temps après la rupture de la matrice, et si des désordres produits par la présence de l'enfant dans la cavité abdominale viennent ajouter à ce premier danger, on se persuadera difficilement qu'il soit plus avantageux de différer la gastrotomie jusqu'au moment où les symptômes d'un épanchement, des abcès menaçants viendront indiquer le lieu où elle doit être faite. Cette opération doit donc être pratiquée dès les premiers moments du passage de l'enfant dans l'abdomen, dans les vues d'arrêter la marche des accidents primitifs et de prévenir autant que possible le développement des autres. La matrice, que cette opération n'intéresse que dans un bien petit nombre de cas, ne sera pas dans un meilleur état lorsque les viscères qui l'avoisinent et l'entourent, auront été froissés, comprimés, dilacérés, enflammés, ulcérés, contondus et qu'ils seront baignés par un fluide extrêmement putride...... En me résumant, je répéterai qu'en opérant sur-le-champ, on peut avoir l'espoir de sauver l'enfant, et que, par rapport à la mère, on prévient ou du moins on diminue ces grands désordres qui sont la suite de l'inflammation et de la gangrène, excitées d'abord par la présence de l'enfant et plus tard par sa putréfaction (1). »

Si nous n'avons pas fait entrer la vie de l'enfant en ligne de compte dans les considérations qui doivent pousser à pratiquer la gastrotomie, c'est que dans la plupart des cas il est mort au moment où l'on entreprend l'opération. Sur nos 38 faits, 3

1. Murat. Dict. des sciences médicales, t. XLIX, p. 258.

fois seulement on note qu'on retira les enfants vivants. Dans ces trois cas, la gastrotomie fut faite assez promptement après la rupture, une fois pourtant l'accident datait déjà de deux heures; mais à côté de ces faits heureux, on en trouvera plusieurs autres dans lesquels bien que faite sans retard l'opération césarienne ne put pas sauver l'enfant. Il y a d'ailleurs, ainsi que nous l'avons montré, trop de causes réunies de mort rapide du fœtus, pour que l'espoir d'extraire un être vivant doive entrer pour beaucoup dans les raisons qui feront pratiquer la gastrotomie; c'est surtout la conservation de la mère qu'on doit avoir en vue dans ces cas et, à moins que l'auscultation n'indique d'une manière certaine la persistance des battements du cœur fœtal, on ne doit guère compter trouver un enfant vivant.

La délivrance opérée, l'enfant extrait par l'une ou l'autre voie, et la certitude acquise que les intestins ne font pas hernie dans la matrice, il faut combattre les accidents qui se déclareront à peu près fatalement, et surtont la péritonite. Tous les traitements ont été employés, toutes les méthodes ont été proposées, et l'on pourrait presque dire tous les médicaments administrés. Aucun ne présente des garanties de succès assez constant pour qu'on doive le prescrire à l'exclusion de tous les autres; tous ont réussi dans quelques cas, échoué dans beaucoup, et pour un certain nombre, rien ne prouve qu'ils aient favorisé la guérison obtenue.

Il est cependant un médicament dont l'usage, aujourd'hui généralement adopté, paraît avoir des avantages incontestables. C'est l'opium à hautes doses. Déjà, en 1842, Beatty et Mitchell, dans l'observation qu'ils publiaient, lui attribuaient tout l'honneur d'un succès qui s'est renouvelé entre les mains de quelques autres praticiens. Cela n'a du reste n'a rien qui doive surprendre, car tout le monde connaît les bons effets qu'on retire de son administration dans les blessures du péritoine et après la kélotomie.

A ce traitement par l'*opium à hautes doses*, j'insiste sur ces derniers mots, car on doit donner l'opium à la dose de 0,50 centigrammes à 1 gramme par jour (on a même été jusqu'à 2 grammes), si on le donne sous forme d'extraits, et à celle d'au moins 10 centigrammes, si c'est la morphine qu'on ordonne; à ce traitement donc, j'ajouterais volontiers des badigeonnages avec le collodion élastique faits sur tout le ventre; j'ai pu cette année même juger de l'efficacité de ce traitement local dans le service de mon maître M. Chauffard, qui n'a qu'à s'en louer dans les péritonites puerpérales.

En terminant ce chapitre, et avant de le faire suivre de mes observations, je place ici un court résumé des faits de gastrotomie que j'ai rassemblés.

Nᵒˢ	NOMS DES OBSERVATEURS.	RÉSUMÉ DES OBSERVATIONS.
1	Thibault Desbois. Journ. de méd. chir. et de pharm., 1768, t. XXVIII, p. 453.	Rupture spontanée. Enfant et placenta dans la cavité abdomin. Gastrotomie quelques heures après. Guérison le 30ᵉ jour.
2	Lambron, cité par Baudelocque. Art des accouch., 3ᵉ édit., t. II, p. 476.	4ᵉ accouchement. Rupture spontanée. Enfant dans le bas-ventre. Gastrotomie 18 heures après la rupure. Abcès sous ta plaie abdominale. Guérison en 6 semaines.
3	Lambron, eod. loco.	Même femme. Rupture spontanée. Enfant et placenta dans le ventre. Gastrotomie immédiate. Extraction d'un enfant vivant. Suites de couches normales. Guérison très-rapide.
4	Coquin et Capon. Bullet. de la Fac. de méd., 1812, t, III, p. 81.	Rupture de la partie antérieure et inférieure large. Enfant mort dans la cavité abdominale. Gastrotomie 30 heures après. Péritonite. Guérison en un mois 1/2.
5	Rossi. Journal général de méd., t. LXIV, p. 245.	5ᵉ accouchement. Rupture spontanée. Enfant, placenta et liquide amniotique dans le ventre. Gastrotomie 8 heures après. Suites de couches normales. Guérison en 20 jours.
6	Ludwig. Franck de Parme. Salzb. med. Zeit., 1818, Bd. I. p. 95. Cit. par Bluff, Siebold Journ., t. XV.	5ᵉ accouchement. Rupture spontanée. Enfant mort dans l'abdomen. Gastrotomie 7 heures après. Guérison en 20 jours.
7	Bernard. Journal compl. du Diction. des sciences méd., 1819, p. 189.	4ᵉ accouchement. Rupture spontanée. Enfant mort et placenta dans l'abdomen. Gastrotomie 12 heures après. Péritonite légère. Un abcès à l'ombilic. Guérison en 2 mois. Rupture du fond.
8	Somme. The med. repos. New. series, vol. IV.	Rupture spontanée. Enfant dans la cavité abdominale. Gastrotomie. Guérison lente mais, complète.
9	Franck. Annal. univ. de med , 1825, et Arch. gén. méd. t. VII, p. 598, 1825.	6ᵉ accouchement. Rupture spontanée. Gastrotomie 2 heures après. Enfant vivant. Guérison en 40 jours.
10	Barlow, cité par Blundell. Lancet, 1827-28, t. I, p. 552.	Rupture spontanée du tissu musculaire seul. Péritoine intact. Gastrotomie. Guérison en 2 à 3 semaines.
11	Lord. London medic. Gaz., t. II, p. 800, 1828.	Rupture spontanée. Enfant hydrocéphale mort dans le ventre. Gastrotomie. Mort 8 heures après l'opération.
12	Molitor de Salem. Allgem. Zeit., nᵒ 71, 1833, in Arch. de méd., 2ᵉ sér., t. VIII, p. 506, 1835.	Rupture spontanée. Membranes entières. Œuf entier dans l'abdomen. Gastrotomie 23 heures après. Enfant mort. Rupture utéro-vaginale. Guérison le 17ᵉ jour.
13	Zartmana. Ber. der Rhein med. coll., 1833. J. de Sieb., XVIII, p. 192.	Rupture spontanée. Tronc et membres dans la cavité péritonéale. Tête dans l'utérus. Gastrotomie. Mort 3 jours après l'opération.
14	Kilian. Cité in Ann. d'obst., 1842, et Gaz. des hôpit., 1842, p. 433.	Une opération césarienne antérieure. Membranes entières. Œuf entier dans la cavité péritonéale. Gastrotomie à côté de l'ancienne cicatrice solide. Péritonite légère. Guérison en 31 jours.
15	Bowen. Amer. Journ. of med. sc., t. VI, 2ᵉ sér., p. 364, 1843.	2 opérations césariennes antérieures. Rupture au niveau de l'ancienne cicatrice. Enfant mort presque tout entier dans la cavité abdominale. Gastrotomie. Mort 36 heures après.
16	Kühn. Œsterr. Wochensch., nᵒ 42, 1844, in Schmidt's Jahrb., 1845, t. XLV, p. 193.	7ᵉ accouchement. Enfant dans la cavité abdominale. Gastrotomie. Peu de symptômes. Guérison en 6 semaines.

Nᵒˢ	NOMS DES OBSERVATEURS.	RÉSUMÉ DES OBSERVATIONS.
17	Van Cauwenberge. Bullet. de la Soc. de Gand, 1846, et Bull de thérap., t. XXXI, p. 152.	5ᵉ accouchement. Ostéomalacie. Enfant dans la cavité péritonéale. Gastrotomie. Guérison.
18	Van Cauwenberge. Eodem loco.	Même femme. Enfant dans l'abdomen. Gastrotomie. Mort.
19	Wagstaff, cité par Trask. Amer. Journ., 1848, t. XV, 2ᵉ série.	4ᵉ accouchement. Rupture spontanée. Enfant mort dans la cavité péritonéale. Gastrotomie 6 heures après la rupture. Péritonite. Mort le 6ᵉ jour.
20	Delafield. New-York med. Journ., vol. VII, p. 250, in Track.	Rupture spontanée. Enfant dans la cavité abdominale. Gastrotomie 19 heures après. Péritonite. Mort 15 heures après l'opération.
21	Winckel. Med. Zeit. v. d. ver. f. Heilk., 1849, in Zeitsch. des Deutsch f. ver f. med. ch. und. geb., 1849, t. III, p. 517.	Rétrécissement extrême du bassin. Rupture spontanée de l'utérus à la partie postérieure et inférieure. Enfant et placenta au milieu des intestins. Gastrotomie. La femme se ranime après l'opération.. Guérison de la plaie en 14 jours.
22	Jeber. South. med. and surg. J., in Amer. Journ., 1851.	Manœuvres obstétricales. Détroncation. Rupture. Tête et placenta dans le ventre. Gastrotomie. Guérison de la plaie en 14 jours, de la femme en 29 jours.
23	Halder. Wederl. Weckbl., 1852, in Schm. Jahrb., t. LXXIX, p. 317, 1853.	Rupture spontanée, transversale, de la partie postérieure et inférieure de l'utérus. Gastrotomie. Enfant mort. Guérison en 5 semaines sans accidents.
24	Morel. Gazette médicale de Lyon.	6ᵉ accouchement. Rupture du col au-dessus de l'insertion vaginale par le forceps. Enfant mort dans la cavité abdominale. Placenta dans l'utérus. Gastrotomie. Mort 7 heures après.
25	Neill. The med. Exam., 1854-55, in Gaz. med. Paris, 1845, p. 311. Masou a publié le même fait dans l'Am. Jour.	6ᵉ accouchement. Rupture spontanée énorme. Enfant hydrocéphale dans le ventre. Placenta dans l'utérus. Gastrotomie 12 heures après rupture. Péritonite intense. Guérison en 1 mois.
26	Gilman. Amer. Journ., t. XXVII, 1854, 2ᵉ série.	Rupture spontanée partant de l'orifice. Enfant mort et placenta dans le ventre. Gastrotomie 21 heures après. Péritonite. Guérison en 4 semaines.
27	Podbersky. Osterr Zeitsc. f. prat. Heil., in Schmidt's Jahr., 1856, t. XCI, p. 202.	Rupture spontanée. Enfant dans la cavité abdominale. Gastrotomie. Guérison.
28	John Bayne. Amer. Journ., t. XXXIII, 2ᵉ série, p. 105, 1857.	Rupture spontanée du fond de l'utérus. Enfant et placenta dans l'abdomen. Gastrotomie quelques heures après la rupture. Péritonite intense. Guérison de la plaie en 12 jours
29	Runge. Deutsche Klinick, nᵒ 14, 1857, p. 127.	Rupture spontanée du fond. Enfant mort et placenta dans l'abdomen. Gastrotomie. Péritonite. Mort 105 heures après l'opération.
30	Pagenstecher. Mon. f. Geb., t. XII, p. 146, 1858.	Rupture spontanée de tout le côté droit. Enfant et placenta dans le ventre. Gastrotomie une demi-heure après la rupture. Mort 26 heures après l'opération.
31	Crighton. Edinb. med. Journ., 1864, t. X. p. 133.	Rupture transversale à l'union du col et du corps après des manœuvres. Enfant et placenta dans la cavité abdominale. Gastrotomie 14 heures après la rupture. Guérison en 3 mois.
32	Grenzer. Mon. f. Geburt., t. XXV, p. 144, 1865.	Rétrécissement extrême du bassin. Gastrotomie faite sans soupçonner une rupture qui siégeait à la partie antérieure dans la moitié inférieure. Extraction d'un enfant vivant. Mort 30 heures après l'opér.

N⁰ˢ	NOMS DES OBSERVATEURS.	RÉSUMÉ DES OBSERVATIONS.
33	Samuel Dyer. Brit. med. Journ., 1865, t. II, p. 252.	Rupture après l'administration d'ergot de seigle. Enfant et placenta dans le ventre. Gastrotomie 4 heures et demie après la rupture. Péritonite légère. Guérison de la plaie par première intention, de la femme en 3 semaines.
34	Miles Willet. Memphis med. and surg. Journ.; in Dublin med. Press, 1866, p 574.	3e accouchement. Rupture spontanée. Enfant et placenta dans l'abdomen. Gastrotomie 2 heures et demie après la rupture. Opium. Guérison.
35	Bosch. Bull. Acad. de méd. de Belgique, t. XII, p. 483. Cité par Guéniot, th. d'agrég., 1866	Rupture après 3 jours de travail. Enfant dans l'abdomen. Gastrotomie. Mort.
36	Whinery. Am. Journ , 2e série, t. LII, p. 403, 1866.	9e accouchement. Rupture spontanée du fond. Enfant mort et placenta dans le ventre. Gastrotomie 15 heures après la rupture. Guérison en 1 mois.
37	Alex. Simpson. Glasg. med. Society, janv. 1866, in Mon. für Geb., Bd. XXX, p. 148, 1867.	8e accouchement. Rupture spontanée du côté gauche. Fœtus dans l'abdomen. Gastrotomie. Peritonite. Opium. Mort 6. heures après l'opération.
38	O. Reilly. Phil. med. surg. Report. t. XIII, p. 195, 1869, in Schmidt's, Jahrb. Bd. CKLVI, p. 54, 1870.	Rupture, après administration de seigle ergoté, au tiers supérieur de l'utérus. Enfant et placenta dans la cavité péritonéale. Gastrotomie faite aussitôt. Mort 24 heures après l'opération.

OBSERVATIONS

Grâce à l'obligeance de MM. Desormeaux et Trélat, et de Mme Alliot, obligeance pour laquelle je les prie de vouloir bien recevoir ici tous mes remercîments, j'ai pu relever les cas de ruptures utérines arrivées pendant le travail, observées à la Maternité de Paris pendant une période de dix ans (1857 à 1867), je les publie à la fin de ma thèse. La plupart sont inédites, les autres n'ont paru que dans mon mémoire. J'y ajoute deux faits, l'un qui m'a été communiqué par mon excellent collègue et ami M. Suchard. (Je l'ai déjà donné en 1868). Les détails de l'autre, arrivé cette année même dans le service de mon maître M. Chauffard, m'ont été fournis par mon excellent collègue M. Desplats. J'aurais voulu, à l'exemple de Trask, donner un résumé de toutes les observations qui m'ont servi pour mon travail, le défaut d'espace me force d'y renoncer, et je dois me contenter, pour ne pas allonger indéfiniment un travail dejà trop long, des quelques faits inédits que je possède.

OBSERVATION Ire. — J.-A. Desormeaux. (1) — Femme de 29 ans, dont le bassin mesure 98 millimètres de diamètre, sacro-sous-pubien. Elle perdit les eaux le 29 septembre 1857, à 5 heures du soir; le col était mou, un peu long, les membranes rompues, le liquide amniotique s'écoulait mélangé de méconium; le sommet était très-élevé; en avant et à gauche, on sentait les anses du cordon ombilical, et comme le col était très-souple, on put introduire plusieurs doigts pour repousser les anses dans l'utérus. Contractions utérines très-régulières, battements du cœur fœtal très-distincts; le cordon ombilical fait de nouveau procidence, et bien qu'on l'eût repoussé, les pulsations du cœur fœtal se ralentirent, puis cessèrent. — Bains de siége pendant la nuit et lavement laudanisé. Agitation excessive.

28 septembre. A cinq heures et demie du matin, la dilatation du col est complète, la tête tassée au détroit supérieur; le cuir chevelu, infiltré, s'avance jusqu'à la vulve. Les parties génitales sont sèches, chaudes, le pouls très-fréquent,

(1) Extr. de ses registres.

la face altérée, l'utérus ne se contracte pas, il reste tendu. A six heures du matin, on mit de nouveau la malade dans un bain ; elle fut prise d'une suffocation qui l'empêcha d'y rester ; nausées, douleurs générales plus aiguës à la région pubienne ; épuisement, dyspnée plus prononcée. Huit heures du matin, on ne sent la tête que difficilement, la main droite l'accompagne. A gauche, l'on sent comme une poche d'eau appartenant à un second enfant et descendant dans l'excavation. On soupçonne une lésion de l'utérus, et l'élévation et la mobilité de la tête rendent l'application du forceps difficile ou même impossible. On pratique la version. La main pénètre facilement dans l'utérus, ramène les pieds et dégage sans difficulté le siége et le tronc ; la tête elle-même, contre toute attente, n'offre que peu de résistance. Le placenta fut chassé derrière elle, un écoulement de sang noir suivit la sortie de l'enfant. Le corps de l'utérus se rétracte, mais le col reste béant. A la partie postérieure et droite au-dessous de l'orifice interne, on sentait un lambeau de 5 à 8 centimètres de long, et au même niveau existait une ouverture de 3 à 4 centimètres de diamètre.

L'accouchement fut terminé à neuf heures du matin ; le ventre est peu ballonné, très-douloureux ; agitation, dyspnée croissante. (Potion avec 0 gr. 20 d'opium ; frictions sur le ventre avec onguent napolitain et extrait thébaïque.) Cyanose, refroidissement des extrémités, écoulement lochial séro-sanguin. Mort le même jour à cinq heures et demie du soir.

Autopsie. — Le bord droit de l'utérus et la portion correspondante du vagin sont rompus dans une étendue de 14 centimètres, et ont permis à la tête du fœtus de former, en dehors de leurs parois, une poche tapissée par le tissu cellulaire refoulé. Le péritoine est déchiré dans la même étendue et au même niveau, et au côté droit de la vessie un lambeau triangulaire flottant, large de 12 centimètres, s'engage dans la plaie utérine et explique la sensation perçue par le toucher après l'accouchement.

Le cul-de-sac utéro-rectal est sain, la base du ligament large du côté droit est soulevée par un épanchement sanguin assez considérable qui s'est fait dans le tissu cellulaire intra-pelvien. A peine un verre de liquide épanché dans la cavité péritonéale. Utérus assez fortement rétracté.

Obs. II. — Mme Alliot (1). Femme de 28 ans, accouchée deux fois naturellement. Entrée à la salle d'accouchements le 8 juin 1868, à quatre heures et demie du soir. Au toucher, rétrécissement du bassin, dont le diamètre sacro-pubien n'a que 9 centimètres et demi sans réduction, orifice peu dilaté, souple, membranes entières, utérus très-élevé ; on sent une petite partie très-mobile. A neuf heures du soir on chloroforme la malade ; Mme Alliot rompt les membranes et reconnaît une présentation de la face en seconde position avec procidence du bras gauche qu'elle ne put repousser. Quelques instants après, procidence du cordon ombilical, qu'on ne peut réduire. Contractions très-fortes et fréquentes, pulsations du cœur fœtal régulières. A dix heures, tentatives infructueuses pour

(1) Mme Alliot. Extraite de ses registres.

faire la version; on ne peut faire descendre les pieds. Les contractions persistent, régulières et fortes jusqu'à deux heures du matin, le 9 juin. A ce moment, la malade dit ressentir une douleur très-vive dans le ventre, un bruit de craquement se fait entendre très-manifestement, et l'utérus se déforme.

La malade vomit, elle devient de plus en plus faible; les traits s'altèrent, les muqueuses sont décolorées, la respiration est gênée, les contractions utérines cessent complétement quelques secondes après l'accident, la tête n'est plus accessible, le ventre devient excessivement douloureux.

A huit heures et demie du matin, en introduisant la main, Mme Alliot trouve le placenta sur l'orifice utérin et en fait l'extraction, puis elle procède à la version, qui est facile, ainsi que l'extraction du siége et du tronc; mais la tête ne vient pas, et les fortes tractions exercées sur elle ont pour résultat de la séparer du tronc, elle reste dans l'utérus. M. Desormeaux, après avoir introduit les ciseaux de Smellie dans la voûte palatine, applique le céphalotribe et amène la tête. L'enfant, du sexe masculin, pesait, abstraction faite de la masse cérébrale écoulée, 3,790 grammes.

Transportée dans un lit, la patiente s'affaiblit de plus en plus; des symptômes de péritonite apparaissent. L'hémorrhagie survenue aussitôt après la délivrance, légère d'abord, devient ensuite très-considérable, et elle meurt le 10 juin, à une heure du matin, seize heures après l'accouchement et vingt-trois heures après la rupture, ayant gardé sa connaissance jusqu'aux derniers moments.

L'autopsie n'est pas indiquée.

Obs. III. — Mme Alliot (1). Deux accouchements antérieurs naturels, bien que le bassin soit rétréci (diamètre sacro-pubien, 88 millimètres). Les premières douleurs se sont montrées le 24 mai 1859, à quatre heures du matin. La patiente a pris deux doses de seigle ergoté, puis on a tenté la perforation du crâne, mais les téguments seuls ont été divisés; on sent les angles d'une fontanelle, et le cerveau encore contenu dans ses membranes. A la suite de cette tentative de perforation, quatre applications de forceps.

Apportée à la Maternité le 25 mai, à cinq heures du soir, dans de très-mauvaises conditions; les traits sont altérés, le pouls fréquent; l'enfant est mort. L'orifice utérin a à peu près la dimension d'une pièce de 5 francs; le sommet se présente, mais sans qu'il soit possible de reconnaître la position; procidence du cordon.

La malade a quelques contractions utérines trois heures après son entrée à l'hôpital. Après l'avoir chloroformée on perfore le crâne avec les ciseaux de Smellie et on broie la tête : trois tentatives d'extraction avec le céphalotribe étant restées infructueuses, M. Desormeaux pratique la version sur un seul pied, le gauche, et l'enfant est extrait facilement. L'accouchement est terminé à neuf heures du soir. Délivrance naturelle ; mais le toucher vaginal fait constater la présence d'un lambeau de la muqueuse du col pendant dans le vagin.

(1) Extr. de ses registres.

Rapportée dans son lit, la malade se trouve d'abord assez bien, mais bien les symptômes de péritonite surviennent très-intenses et la patiente meurt l 27 mai à 10 heures du matin, 35 heures après la terminaison de l'accouchement.

A l'autopsie, on trouva sur la paroi latérale gauche de la matrice une ouverture large de 4 centimètres qui faisait communiquer la cavité utérine avec le ligament large du même côté, le péritoine est lui-même ouvert à la partie supérieure et communique avec la fosse iliaque gauche.

OBS. IV. — Mᵐᵉ Alliot (1). La madade multipare commença à ressentir des douleurs le 30 décembre 1859. Le 1ᵉʳ janvier à quatre heures et demie un médecin fait plusieurs tentatives d'application de forceps. Elle est apportée à la Maternité le 1ᵉʳ janvier 1860, à huit heures du matin. A ce moment, les contractions sont énergiques, la dilatation de l'orifice utérin presque complète, les membranes rompues. La face se présente en position fronto-iliaque gauche antérieure, procidence du cordon ombilical qui n'a plus de pulsations. A trois heures et demie du soir, tout à coup, la face devient pâle et se couvre de sueur, les yeux se cernent, la respiration est gênée, les contractions cessent subitement. Nausées, vomissements brunâtres, pouls presque filiforme. Le ventre est ballonné et douloureux à la pression. Au toucher, Mᵐᵉ Alliot trouve la tête mobile, d'immobile qu'elle était auparavant, sent à gauche et en avant, une solution de continuité et se décide à faire la version. L'introduction de la main dans l'utérus est d'une facilité extrême, la version très-aisée, mais l'extraction de la tête offre de grandes difficultés, les tractions les plus énergiques n'amènent aucun résultat ; on applique le forceps et on parvient enfin à amener la tête qui est volumineuse. Le placenta suit aussitôt. On constate alors un rétrécissement du bassin dont le diamètre sacro sous-pubien mesure 106 millimètres. Mᵐᵉ Alliot examinant l'utérus après la sortie du délivre qui appartient à un seul enfant, croit en rencontrant une masse molle dans la cavité utérine à un second placenta, mais aussitôt elle reconnaît une anse intestinale. Peu de temps après l'utérus est rempli par les intestins et on peut promener la main dans toute la cavité abdominale à travers une large crevasse.

Altération des traits, soif vive, vomissements à la moindre injection de boissons, pouls de plus en plus petit, respiration difficile. Sensibilité du ventre, mort le 2 janvier 1860 à trois heures et demie du matin (douze heures après la rupture). Pas d'autopsie.

OBS. V. — Mᵐᵉ Alliot (2). Deux accouchements antérieurs. Rupture des membranes le 8 mars 1861, à huit heures du matin, suivie d'une légère hémorrhagie. Le col est court et ouvert, la tête très-élevée et mobile, on sent un bord du placenta à gauche et en arrière. Deux grammes de seigle ergoté à une demi-

(1) Extr. de ses registres.
(2) Extr. de ses registres.

heure d'intervalle ne provoquent que quelques contractions indolores. M. Danyau prescrit deux autres grammes d'ergot. A neuf heures cinquante on fait le tamponnement du vagin, mais on doit enlever le tampon imbibé de sang à dix heures du matin. A ce moment une portion du placenta est engagée dans l'orifice, la tête est élevée, mobile et accompagnée d'une main. Version aisée. L'extraction de la tête qu'on craignait difficile est d'une grande facilité. Le placenta est extrait aussitôt, mais l'hémorrhagie qui s'était arrêtée pendant l'extraction du fœtus reparaît et la femme meurt deux heures après l'accouchement.

Autopsie. — Déchirure s'étendant de l'orifice externe du col à droite, au delà de l'orifice interne dans une étendue de 6 centimètres. Déchirure du vagin au point correspondant à la déchirure du col. Épanchement de sang entre les feuillets du ligament large, remontant dans le tissu cellulaire sous-péritonéal de la région iléo-lombaire droite.

Obs. VI. — Mme Alliot (1). Deuxième accouchement. Début du travail et rupture des membranes le 29 mars, à une heure et demie du soir. L'épaule gauche se présentait en position céphalo-iliaque gauche, le bras était dans le vagin. On fit des tentatives infructueuses pour pratiquer la version et on ramena à la vulve le membre supérieur droit. Mme Alliot constata alors une échancrure de l'orifice à gauche; alla chercher le pied gauche qu'elle amena à la vulve; l'extraction fut facile, la délivrance naturelle. Il n'y eut pas d'hémorrhagie, et la malade ne présentait aucun symptôme alarmant. Le soir même, vomissements verts, et douleurs abdominales intenses. Morte de péritonite le 31 mars à cinq heures et demie du matin.

Autopsie. — Péritonite, division de tout le col du côté gauche jusqu'à l'orifice interne, le péritoine est respecté. Le tissu cellulaire sous-péritonéal au côté gauche du col est éraillé, infiltré de sérosité sanguinolente, et celle-ci a fusé assez loin sous le péritoine pelvien.

Obs. VII. — Mme Alliot (2). Deuxième accouchement, le premier naturel après quinze heures de travail. Le 29 novembre 1861 à deux heures du matin, les contractions commencent. On rompt les membranes le 30 novembre à six heures du soir, après avoir constaté l'existence d'une hydro-amnios, puis, après avoir fait prendre à la femme deux doses de seigle ergoté, le 1er décembre au matin, on applique le forceps à plusieurs reprises sans succès. A son entrée à la Maternité le 1er décembre à une heure et demie du soir, l'aspect général de la malade est mauvais, son haleine fétide, ses lèvres cyanosées, sa peau froide, son pouls petit, à 124 pulsations. Au toucher, bosse séro-sanguine très-grosse sur le crâne du fœtus. Au fond du vagin, à gauche et en avant, les doigts rencontrent des tissus déchirés. Il n'y a pas de contractions intermittentes, mais l'utérus est dans un état de tension continuelle. L'enfant est mort. Trois quarts d'heure après son

(1) Extr. de ses registres.
(2) Extr. de ses registres, et Arch. de méd., octobre 1868, p. 637.

entrée, frisson de douze minutes. Le pouls petit et faible s'élève à 170 pulsations, 36 inspirations par minute.

A cinq heures perforation du crâne par M. Danyau, céphalotripsie, des tractions amènent la tête à la vulve, une seconde application de l'instrument qui avait glissé, permet l'extraction de la tête; celle du tronc est très-difficile et n'est obtenue qu'en introduisant un crochet mousse dans l'aisselle. L'enfant pèse encore 4 kilogrammes.

Le diamètre sacro-sous-pubien n'a que 102 millimètres. Après la délivrance naturelle M. Danyau et M\ Alliot reconnaissent que la lèvre antérieure du col est séparée du reste de l'utérus et offre une bride d'au moins 10 centimètres. La déchirure qui existe à la portion sus-vaginale pénètre profondément et semble communiquer avec la cavité abdominale. Son fond offre une surface molle et lisse qui ressemble beaucoup à une anse intestinale.

Pas d'hémorrhagie; péritonite intense. Mort le 3 décembre à cinq heures du soir, quarante-huit heures après l'accouchement.

Pas d'autopsie.

Obs. VIII. — M\ Alliot (1). Un accouchement antérieur naturel. Les douleurs commencèrent le 25 avril 1862, à deux heures du matin ; quand la dilatation fut complète on rompit les membranes et on reconnut une présentation de la tête. A deux heures du soir, le médecin fit une application de forceps, qui n'offrit pas de difficulté ; mais après les premières tractions il entendit un bruit de déchirement ; il cessa alors toute tentative, et amena cette femme à la Maternité. A son entrée le 25 avril à quatre heures du soir, l'état général de la patiente est assez bon, elle a des contractions énergiques, accompagnées d'efforts. Le ventre est déformé dans la région hypogastrique, et en bas et à gauche au niveau de la déformation, on trouve un paquet intestinal sonore à la percussion. Par le toucher M\ Alliot constate un rétrécissement du bassin (9 centimètres pour le diamètre sacro-sous-pubien); la tête tuméfiée est très-accessible, les contractions persistent, fortes et régulières jusqu'à huit heures, époque de l'arrivée de M. Danyau. On perfore alors le crâne et on applique le céphalotribe qui glisse dès les premières tractions; seconde application aussi infructueuse. A la troisième on parvient à amener la tête à la vulve, mais on ne peut l'extraire qu'à l'aide du crochet aigu fixé dans la voûte palatine. Le tronc suivit facilement.

Après l'accouchement, M\ Alliot et M. Nivert contatent une rupture transversale assez étendue, située à la partie latérale gauche de l'utérus, immédiatement au-dessus de l'orifice interne. La main passe de la cavité utérine dans la cavité péritonéale et se trouve au milieu des anses intestinales.

Délivrance naturelle, pas d'hémorrhagie. Dès le jour même apparaissent les symptômes de la péritonite suraiguë qui emporte la malade le 27 avril à quatre heures du matin, trente-deux heures après l'accouchement. Pas d'autopsie.

(1) Extr. de ses registres, et Arch. de méd., septembre 1868, p. 296.

Obs. IX. — Mme Alliot (1). Un accouchement naturel antérieur, de jumeaux à sept mois. Les membranes se sont rompues le 24 novembre 1862, à neuf heures du soir, et les douleurs ont commencé à ce moment. Le 25 à neuf heures du matin une sage-femme l'examine et fait demander un médecin qui la voit à midi et l'envoie à la Maternité, n'ayant pas ce qu'il fallait pour l'accoucher. La malade n'a pris aucun médicament. Apportée à la Maternité le 25 novembre à deux heures du soir. La pâleur ictérique de la patiente, l'étrange déformation de l'utérus qui semblait fortement resserré et comme étranglé au niveau des crêtes iliaques, inspirait d'abord des craintes que font en partie disparaître la présence de contractions fortes et soutenues. Au toucher le vagin est intact ainsi que l'orifice externe de l'utérus, largement dilaté, mince, souple et régulier. Le sommet est élevé, au-dessous de lui pend une main qui disparaît sous la pression. Le bassin est rétréci, le diamètre sacro-sous-pubien a 92 millimètres.

A quatre heures, la tête franchit l'orifice, les contractions sont toujours fortes et régulières. Mais l'état général s'est aggravé, le ventre est tendu, les traits profondément altérés, le pouls et la respiration sont accélérés, et de la vulve s'écoulent quelques gouttes de sang brunâtre. Application de forceps dans l'excavation pelvienne et extraction facile de la tête, suivie de l'issue de 250 grammes de caillots noirs, de formation évidemment ancienne. Il n'y a plus de doute, l'utérus est rompu, Mme Alliot et M. Nivert après la sortie de la tête ont de la peine à dégager la première épaule, la gauche. L'enfant (fille) est mort et pèse 3,200 grammes.

Aussitôt après sa sortie M. Alliot trouve le vagin intact, mais constate l'existence d'une rupture transversale séparant la partie inférieure du corps de l'utérus. Cette rupture occupe les deux tiers de l'organe du côté droit, et à travers elle la main se trouve dans la cavité abdominale au milieu des intestins. Le placenta est enchatonné dans la partie supérieure de l'utérus et son extraction offre quelque difficulté. Pas d'hémorrhagie. Malgré l'opium qu'on lui donne, la malade reste anxieuse et agitée, son pouls est filiforme, elle a des douleurs incessantes dans l'abdomen et meurt de péritonite le 26 novembre à onze heures du matin, vingt heures environ après l'accouchement.

L'autopsie fut refusée.

Obs. X. — Mme Alliot (2). Un accouchement antérieur terminé par la céphalotripsie. Entrée le 12 octobre 1863, le col est effacé, mais présente une cicatrice, les membranes sont entières, le sommet élevé. Le bassin est rétréci (diamètre sacro-sous-pubien, 83 millimètres). Le 13 octobre à six heures et demie, on rompt les membranes, les contractions sont fortes. Incision de la cicatrice du col. A neuf heures et demie, perforation du crâne, le céphalotribe glisse, on applique l'instrument pour broyer la tête sans faire de tractions toutes les deux heures. A cinq heures du soir traction avec le céphalotribe sans résultat. La ver-

(1) Extr. de ses registres, et Arch. gén. de méd., septembre 1868, p. 297.
(2) Extr. de ses registres.

sion est difficile, et l'extraction de l'enfant se fait avec peine. Délivrance naturelle, sans hémorrhagie. L'examen permet alors de constater une déchirure de l'utérus s'étendant assez profondément, de bas en haut sur le côté droit. Mort de péritonite, vingt-quatre heures après l'accouchement. Pas d'autopsie.

OBS. XI. — Mme Alliot (1). 25 ans, primipare. Rachitique entrée le 10 décembre 1863, à dix heures du matin. Le col est effacé, les membranes rompues depuis huit heures environ, contractions faibles depuis trois heures du matin. Sommet élevé, bassin rétréci. Diamètre sacro-sous-pubien 9 centimètres.

Le 11. A neuf heures du matin, l'état général était bon ; à la suite d'un bain, les contractions diminuent puis disparaissent. A huit heures du soir la malade a 108 pulsations, la peau chaude ; on applique le forceps sans succès, alors on perfore le crâne et on broie la tête avec le céphalotribe. La tête amenée à la vulve, l'instrument glisse ; on essaye vainement de le réappliquer ; on laisse l'accouchement se terminer seul.

Le 12. A huit heures du matin des tractions faites sur la tête avec un crochet mousse amènent sa sortie ; l'extraction du tronc est facile. La femme a 120 pulsations ; le pouls est petit, le ventre ballonné. On constate un déchirure du col à gauche. Délivrance naturelle suivie d'une forte hémorrhagie. Le pouls est de plus en plus faible, les extrémités se refroidissent, et la patiente meurt le 15 décembre 1863, de péritonite.

OBS. XII. — Mme Alliot (2). 25 ans, primipare. Le bassin est si considérablement rétréci qu'on se décide à provoquer l'accouchement prématuré, et le 25 juillet on applique l'instrument de M. Tarnier.

Le 29. Le col ne se dilatant pas suffisamment, on pratique sur lui plusieurs incisions, et on fait une application de forceps très-difficile. Les tractions ne ramènent que l'instrument. Alors perforation du crâne et application du céphalotribe qui glisse aussi. En présence de ces difficultés on fait la version que rendent très-difficile, et la rétraction de l'orifice utérin et l'étroitesse du bassin. On amène d'abord le pied gauche, puis le droit, et on procède à l'extraction. Le dégagement du bras offre quelque difficulté, mais la tête sort facilement. L'utérus reste contracturé, le placenta est enchatonné dans la partie supérieure du corps et il faut aller le décoller.

Au toucher après la délivrance, la déchirure antérieure du col paraît s'étendre à une certaine hauteur au-dessus de la symphyse pubienne.

On cherche à fixer l'utérus avec une bande de flanelle imbibée de laudanum. Une péritonite suraiguë se déclare et emporte la malade le 31 juillet. Pas d'autopsie.

OBS. XIII. — Mme Alliot (3). Primipare. Commence à ressentir des douleurs le 7 janvier 1864. A son entrée à la Maternité, le 8 à quatre heures du soir, l'ori-

(1,2,3) Extr. de ses registres.

fice est très-souple, dilaté de 3 centimètres; les membranes sont rompues, la tête est très-élevée, les contractions très-faibles, une anse de cordon ombilical fait procidence, on la repousse immédiatement, le bassin est rétréci, le diamètre sacro-sous-pubien à 91 milim. L'enfant a huit mois et demi.

Le 9 janvier. A neuf heures du matin les battements du cœur fœtal, qui jusqu'alors avaient été normaux, ayant disparu, M. Trélat perfore le crâne et broie la tête. Mais le céphalotribe glisse deux fois; à une troisième application la tête est amenée à la vulve, et l'enfant extrait assez facilement. La délivrance fut naturelle; mais la femme mourut de péritonite le 11 février à une heure du matin, trente-neuf heures après l'accouchement.

Autopsie. Péritonite. Sérosité purulente et sanie brunâtre dans la cavité péritonéale; l'utérus a le volume d'une matrice à trois mois de grossesse. A la paroi antérieure de son corps, un peu au-dessus de la vessie, existe une déchirure transversale de 3 centimètres environ, qui comprend toute l'épaisseur du tissu utérin et s'étend même au péritoine, irrégulièrement divisé à ce niveau. La lèvre postérieure du col de l'utérus, présente dans toute sa longueur une déchirure longitudinale peu profonde.

Obs. XIV. — Mme Alliot (1). 26 ans. Quatre accouchements antérieurs. Les douleurs commencent 10 janvier 1866. La sage-femme mandée rompt les membranes; revenue le 13 janvier, ordonne un grand bain; enfin, le 14 à neuf heures du matin, elle essaye 7 fois de pratiquer la version. Apportée le 14 janvier à la Maternité, cette femme est pâle, froide, le visage est grippé, le pouls petit et fréquent. La main droite du fœtus, tuméfiée et violette, pend à la vulve; le plan sternal du fœtus est resté en avant, mais la contraction spasmodique et générale des parois utérines empêche de distinguer la tête qui évidemment est à droite. Nulle part on n'entend de pulsations fœtales. M. Trélat, après avoir chloroformé la malade, introduit la main droite dans l'utérus; mais la contraction permanente des parois utérines engourdit bientôt son bras qu'il doit retirer, non sans avoir constaté une déchirure du col à gauche. Mme Alliot introduit sa main à plat en la collant sur la face fœtale et atteint avec infiniment de peine un genou du fœtus, dont les rapports ont été complétement changés par les tentatives antérieures. Pendant ces manœuvres elle sentit le tissu utérin s'érailler sur sa main. Le pied gauche est abaissé avec une peine extrême, et ce n'est qu'avec la plus grande difficulté qu'on amène l'autre pied. L'extraction du tronc est assez difficile, les bras s'étant relevés derrière la tête.

Le fœtus pèse 2,050 grammes, et sa mort paraît de date récente. Après l'accouchement, on sent à gauche sur le col une déchirure profonde. Le placenta décollé, est extrait sans difficulté, pas d'hémorrhagie.

Les symptômes de péritonite apparurent peu après, et la malade mourut le 15 janvier à une heure du matin, cinq heures après l'accouchement.

Autopsie. La déchirure s'étend de la partie latérale gauche de l'orifice externe

(1) Extr. de ses registres, et Arch. gén. de méd., octobre 1868, p. 439.

du col jusqu'à 2 ou 3 centimètres au-dessus de l'orifice interne, mesurant un peu moins de la moitié de la hauteur de l'organe. Le péritoine est intact. Du sang s'est infiltré sous lui, dans le tissu cellulaire pelvien et jusque sous le rein gauche; mais il n'y a pas de traces de péritonite.

Obs. XV. — Mme Alliot (1). Femme de 28 ans. Début du travail le 3 juin 1864 à sept heures et demie du soir. Rupture des membranes le 4 juin à trois heures et demie du matin, et sortie dans le vagin, du bras gauche et d'une anse du cordon. L'épaule gauche se présente en position céphalo-iliaque droite. Le bassin est rétréci (diamètre sacro-sous-pubien 95 millimètres). Les contractions fortes et énergiques se ralentissent vers cinq heures du matin ; à sept heures, M. Trélat procède à la version podalique, que rend très-difficile la rétraction de l'orifice utérin sur l'épaule fortement engagée. L'introduction de la main présente de grandes difficultés; mais aussitôt que les pieds ont été saisis, l'évolution et l'extraction du tronc se font très-aisément, et la tête descendue dans l'excavation est brusquement expulsée sous l'influence d'une contraction utérine et abdominale énergique. L'enfant (garçon) est mort; il pèse 3,500 grammes.

Aussitôt après sa sortie, hémorrhagie artérielle provenant d'une éraillure de la vulve. Malgré tous les moyens, l'écoulement persiste assez abondant pendant un temps assez long et ne cesse qu'après la réunion des bords de la plaie par une suture enchevillée. Le placenta est extrait; mais la malade reste pâle, le pouls est petit et fréquent, le ventre ballonné, vomissement. Mort de péritonite le 3 juin à 6 heures du matin, vingt-deux heures après l'accouchement.

Autopsie. L'utérus mou et volumineux, remonte à deux travers de doigt au-dessus de l'ombilic. Il présente à sa partie latérale droite, exactement au niveau du bord de l'organe, une déchirure longitudinale qui occupe toute la hauteur du col et se prolonge en bas de 15 millimètres sur le vagin. Épanchement de sang considérable entre les deux feuillets du ligament large, se prolongeant dans le tissu cellulaire sous-péritonéal jusqu'autour du rein. Sérosité sanguinolente dans le péritoine. Le diamètre antéro-postérieur du détroit supérieur est de 95 millimètres; mais il est rétréci par une crête verticale saillante dans l'intérieur du bassin et produite par la jonction des branches horizontales des pubis. La déchirure de la fourchette porte sur le bulbe du vagin.

Obs. XVI. — Mme Alliot (2). Primipare. Les membranes se rompent spontanément le 21 juin 1864 à quatre heures du soir, les douleurs commencent le 22 à quatre heures du matin; à sept heures, le même jour le col est épais et résistant, un pied et le cordon font procidence ; les contractions sont fortes et régulières. A midi, le col étant un peu plus souple et un peu plus grand, Mme Alliot introduit sa main sans trop de difficulté dans l'utérus, et fait la double rétropulsion après de nombreuses tentatives. Plus de battements du cœur fœtal.

(1) Extr. de ses registres
(2) Extr. de ses registres, et Arch. gén. de méd., septembre 1868, p. 298.

A six heures du soir, la tête est scule au détroit supérieur, mais ne s'engage pas. Perforation du crâne rendue très-difficile par la mobilité de la tête. Le crâne perforé est saisi par le céphalotribe, mais au moment où on achevait le broiement de la tête, il survient une syncope, qui ne cède que très-lentement aux excitants, et peu après, une tympanite de la région hypogastrique. Le pouls devient et reste petit, mou, et dépressible; pâleur de la face, décoloration des muqueuses. Les contractions utérines continuent rapprochées, et on leur confie la terminaison de l'accouchement.

Vers huit heures, vomissements jaunâtres; 136 pulsations, utérus tendu, ventre ballonné; douleur fixe et continue au-dessus de la symphyse pubienne. Les contractions persistent.

A dix heures du matin, la faiblesse est extrême, M. Trélat sent le crâne broyé, engagé en partie dans l'orifice utérin, et plusieurs esquilles saillantes pressant sur les parties molles. Il extrait la tête avec la pince de Simpson, puis dégage les épaules et le tronc suit facilement.

Au toucher on ne constate aucune lésion de la vulve, du vagin ou de l'utérus.

Les symptômes de péritonite s'aggravent. Mort le même soir à minuit, quatorze heures après l'accouchement.

Autopsie. Le bassin est très-rétréci; le diamètre sacro-pubien n'a que 7 centimètres.

Immédiatement au-dessus de l'orifice interne, à la paroi antéro-latérale gauche de l'utérus, existe un pertuis étroit, inégal, sorte de fistule irrégulière, établissant une communication entre la cavité de l'utérus et celle du péritoine.

Obs. XVII. — Mme Alliot (1). Primipare. Arrivée à la Maternité le 2 avril 1865 à cinq heures du soir. Le col utérin est court et ouvert, les membranes, rompues, le sommet élevé et mobile se présente en position O. I. G. A.; l'angle sacro-vertébral est facile à atteindre, et le diamètre sacro-sous-pubien mesure 90 millim. A sept heures du matin, le 21, les contractions deviennent plus fortes et plus douloureuses, la dilatation du col est complète, mais la tête ne s'engage pas. A onze heures du matin, M. Trélat applique le forceps, les premières tractions restent infructueuses, de nouvelles amènent à la vulve la tête coiffée par la lèvre antérieure du col de l'utérus qu'on repousse avec deux doigts. Bientôt la tête franchit l'orifice. M. Trélat lui imprime un mouvement de rotation qui ramène l'occiput sous le pubis, et l'expulsion du fœtus, abandonnée aux contractions utérines, est bientôt complète. L'enfant, garçon, pesant 3,340 grammes, né en état de mort apparente, ne peut être ranimé. Une quantité de sang assez considérable suit la sortie du fœtus, et le toucher fait constater l'existence d'une déchirure au côté gauche du col de l'utérus, déchirure qui va en bas jusqu'à l'insertion du vagin, mais en haut, pénètre beaucoup plus loin. Le vagin est intact, mais la commissure du périnée présente une légère éraillure. Délivrance naturelle.

Dès le 22 avril, apparaissent les symptômes de péritonite traitée par l'opium,

_____
(1) Extr. de ses registres.

l'aconit et la digitale, et la femme meurt le 31 avril 1865, neuf jours après l'accouchement.

Autopsie. Déchirure du col de l'utérus au niveau de sa partie latérale gauche, comprenant toute son épaisseur et remontant jusqu'au fond du cul-de-sac vaginal. Il existe également une petite déchirure au côté droit du col. Le péritoine n'est pas déchiré, mais il présente surtout à gauche des traces d'une violente inflammation. Tout le tissu cellulaire sous-péritonéal, ainsi que celui qui remplit le petit bassin et la fosse iliaque du côté gauche est détruit et remplacé par du pus et des débris sanieux. Couche de pus entre les feuillets du ligament large gauche.

Obs. XVIII. — M. Trélat (1). Multipare, ayant eu six ans auparavant un accouchement laborieux qui a nécessité des applications réitérées de forceps. Entrée à la Maternité le 19 octobre 1865 à huit heures et demie du matin, le toucher vaginal fait constater un col utérin infléchi à gauche, court et ouvert; la lèvre antérieure est constituée par deux tubercules lisses; la lèvre postérieure mince coupante, est formée par une cicatrice. Les membranes sont rompues depuis quelques heures. Le siége se présente en position O. I. G. A. Les contractions sont faibles, et restent ainsi toute la journée. Vers dix heures du soir, le travail n'a fait aucun progrès, et M. Trélat trouve le col non dilaté et non dilatable; il se décide alors à faire des débridements sur la matrice, mais ceux-ci restent insuffisants, et il faut faire des incisions sur la partie saine; puis choisissant le mo· ment où la contracture du col est moins forte, il introduit un forceps spécial pour le siége qui glisse deux fois; on réussit pourtant à abaisser assez le siége pour pouvoir placer un crochet mousse dans le pli génito-crural et de fortes tractions l'amenent au dehors. L'extraction du corps est facile, mais la tête défléchie ne sort qu'après de longues et énergiques tractions. M. Trélat va ensuite chercher le placenta dans un utérus fortement contracté. Mais bientôt la matrice se relâche et l'examen fait reconnaître une déchirure du col utérin, ayant 3 à 6 centimètres, et se prolongeant sur la paroi vaginle. La rupture porte précisément sur le tissu cicatriciel que les incisions n'ont pas divisé dans toute son épaisseur, et qui a cédé au niveau de l'incision la plus antérieure; le doigt porté au fond de la déchirure, parcourt une assez large cavité à parois molles, et vient jusque sous la paroi abdominale, un peu au-dessus du pubis droit; cependant comme on ne sent pas d'anses intestinales à nu, et que la cavité est limitée, il paraît démontré que la déchirure s'ouvre dans l'épaisseur du ligament large et n'intéresse pas le péritoine.

Les suites de couches se compliquèrent d'un phlegmon de la fosse iliaque gauche qui se termina par résolution, et le 22 novembre 1865 la femme partait guérie. A l'examen des organes génitaux, pratiqué ce jour-là, on trouve le col fermé; à gauche et en arrière la portion vaginale du col est formée par un bourrelet épais de tissu utérin, en avant par une bande de tissu cicatriciel s'étendant jusqu'au cul-de-sac vaginal gauche. A ce point, il y a encore un peu de

(1) Extr. de ses registres.

sensibilité à la pression, le corps de l'utérus a son volume normal et est en rétroflexion.

Obs. XIX. — Mme Alliot (1). 21 ans, primipare. Les douleurs commencent le 4 mars 1866 à quatre heures du soir ; à sept heures et demie l'orifice souple et mince permet l'introduction du doigt, les membranes sont entières, le sommet très-élevé et très-mobile. Le bassin est rétréci, le diamètre sacro-sous-pubien a 10 centimètres ; en outre, les ischions convergent fortement l'un vers l'autre. A neuf heures les membranes se rompent accidentellement et la malade passe la nuit avec des contractions faibles et éloignées. A sept heures du matin, le 5 mars, l'orifice est souple et largement dilaté, les contractions deviennent plus fortes, les téguments crâniens sont fortement tuméfiés, mais la tête ne s'engage pas. La journée s'écoula ainsi sans que le travail fît de progrès. Bientôt les bruits du cœur fœtal devinrent irréguliers et du méconium s'écoula. A cinq heures, M. Trélat fait une application de forceps sur la tête restée toujours au détroit supérieur, et l'amène au dehors après des tractions énergiques et prolongées. Au moment de la sortie de la tête le périnée et la paroi postéro-latérale gauche du vagin dans presque toute son étendue se déchirèrent. L'enfant né en état de mort apparente fut ranimé, mais mourut une heure et demie après sa naissance. Délivrance naturelle, pas d'hémorrhagie.

Le toucher fait constater en même temps que la déchirure du vagin et du périnée, une solution de continuité au côté droit du col, solution de continuité qui remonte au delà de l'insertion vaginale.

Aussitôt après l'accouchement l'état général de la patiente est bon, mais dès le jour même des symptômes de péritonite se déclarent et la malade meurt le 9 mars 1866.

Pas d'autopsie.

Obs. XX. — M. Trélat (2). 24 ans, un accouchement antérieur. Entrée à la Maternité le 10 décembre 1866 avec de l'œdème aux membres inférieurs, mais peu d'albumine dans les urines. L'utérus est très-développé, il existe manifestement de la fluctuation, la tête est très-mobile et l'on diagnostique un hydro-amnios. Le 14 décembre les contractions sont fortes et rapprochées : l'orifice utérin, souple, épais, est dilaté de 2 centimètres environ. A onze heures du matin ce jour-là, rupture artificielle des membranes et issue d'une grande quantité de liquide amniotique. Malgré cela la tête reste élevée et l'utérus volumineux. Par le toucher on arrive sur la fontanelle antérieure très-large, mais on ne peut atteindre la postérieure ; aussi soupçonne-t-on que l'enfant est hydrocéphale. Durant toute la journée le travail fit peu de progrès. A plusieurs reprises les contractions se suspendirent complétement et les battements du cœur fœtal devinrent obscurs. Le 15 décembre à dix heures du matin, après vingt-sept

(1) Extr. de ses registres.
(2) Extr. de ses registres.

heures de travail, sans progrès évidents, l'état général de la patiente devenant mauvais, M. Trélat applique le forceps, et malgré des tractions énergiques et prolongées, ne réussit pas à faire descendre la tête. Perforation du crâne, et application du céphalotribe qui glisse. Extraction faite avec la pince Trélat. Délivrance naturelle.

Dès le même jour, péritonite suraiguë, et mort le 17 décembre à huit heures du soir, cinquante-six heures après l'accouchement.

Autopsie. — Déchirure du col utérin, située en arrière et à gauche, et remontant à 1 centimètre environ au-dessus de l'insertion vaginale. Tout le tissu utérin est divisé, mais le péritoine est intact. On trouve à la surface interne de l'utérus un putrilage noirâtre qui, au niveau de la déchirure, communique avec un foyer phlegmoneux sous-péritonéal. Ce foyer n'est pas rempli depuis, mais il a le même aspect putrilagineux que la face interne de la matrice. Il remonte en avant le long de la paroi abdominale antérieure, en arrière et à gauche, le long de la fosse iliaque jusqu'à la partie moyenne de la région lombaire.

Sérosité purulente dans la cavité péritonéale. Le péritoine viscéral est fortement injecté.

Obs. XXI, recueillie par moi à la Maternité (1). — Davaine, femme Surloppe, âgée de 26 ans, est apportée à la Maternité le 12 août 1867, vers minuit. Cette femme est enceinte de son troisième enfant; elle a commencé à ressentir les premières douleurs ce même jour, à quatre heures du soir. Les membranes se sont rompues à cinq heures. La sage-femme qui assistait à l'accouchement trouva alors que le fœtus présentait l'épaule, et fit appeler un médecin. Celui-ci, après avoir essayé inutilement, seul d'abord, puis avec la sage-femme, de faire la version, fit mander un confrère qui envoya Surloppe à la Maternité.

A son arrivée, on constate au-dessus des pubis une tumeur volumineuse bien circonscrite, et ressemblant à la vessie distendue par l'urine. Elle faisait pourtant une saillie plus nettement limitée, et paraissait remplie par une masse comme gélatineuse. Nous crûmes tous que cette tumeur était formée par la vessie, bien que le cathétérisme pratiqué plusieurs fois, tant avec une sonde en métal qu'avec une sonde en gomme élastique, n'amenât pas d'urine.

Au toucher, l'orifice utérin est complétement dilaté. L'épaule gauche est engagée dans le bassin, et se présente en position céphalo-iliaque gauche. L'avant-bras et la main gauche, ainsi que le cordon qui n'a plus de pulsations, sont à la vulve.

Les contractions sont très-fortes, très-rapprochées, et la matrice ne se relâche jamais complétement dans leur intervalle; elles s'accompagnent en outre d'efforts d'expulsion énergiques, et font craindre une rupture spontanée de l'utérus. Aussi Mme Alliot, tout en jugeant la version très-difficile en pareilles circonstances, se résout-elle à la tenter pour soustraire la femme à des chances si périlleuses.

Après avoir fait chloroformer Surloppe, elle posa un lacs sur le poignet du

(1) Déjà publiée dans les Archives de médecine, septembre 1868, p. 303.

membre pendant, puis introduisit la main gauche dans le vagin et dans l'orifice utérin dilaté, mais dur. Elle suivit le côté gauche du fœtus pour aller chercher les pieds, mais elle ne put y arriver tant sa main était engourdie par le resserrement de l'orifice qui augmentait à chaque contraction. Elle retira cette main et y substitua la droite en suivant toujours le même chemin, le côté gauche du bassin occupé par l'épaule et par la tête étant inaccessible. Cette main s'engourdit comme l'autre. La main gauche introduite lentement de nouveau arriva sur les pieds au fond de l'utérus et sentit la face fœtale flottante du placenta inséré en haut et à droite. Mme Alliot amena au-dessus de l'orifice interne le pied gauche en avant, le droit en arrière. Elle essaya ensuite de les faire descendre, mais toutes les parties fœtales étaient tellement immobilisées par les parois utérines contractées sur elles qu'elle ne crut pas devoir insister et faire des efforts qui auraient pu devenir dangereux. Elle se décida donc à faire prévenir M. Tarnier et, en attendant son arrivée, la femme fut placée dans un grand bain dans lequel les contractions utérines persistèrent très-fortes aussi bien que les efforts d'expulsion. Le pouls néanmoins demeurait calme, les traits n'étaient pas altérés, et Surloppe n'éprouvait d'autres douleurs que celles causées par les efforts qu'elle faisait.

Lorsque M. Tarnier vint, à quatre heures du matin, l'utérus se contractait encore avec énergie, bien que le bain eût paru produire une sorte de détente. En examinant la femme, il crut, lui aussi, que la tumeur de la région sus-pubienne était due à la distension de la vessie et il introduisit profondément une sonde qui n'amena pas une seule goutte d'urine. Puis, après avoir de nouveau fait chloroformer Surloppe, il introduisit dans le vagin et dans l'utérus d'abord la main gauche qu'il retira, puis la droite, suivit le plan latéral gauche du fœtus et alla prendre le pied gauche qu'il amena rapidement à la vulve. Il fit alors des tractions en bas et en arrière qui engagèrent tout le membre inférieur gauche, puis le droit qui sortit le pied plié sous la cuisse. Prenant alors un pied dans chaque main, il fit en bas et en arrière de nouvelles tractions qui amenèrent le tronc. Il dégagea le bras gauche, le droit étant sorti seul, et la tête, restée fléchie, fut facilement extraite. L'enfant (garçon) était mort; il pesait 3,630 grammes.

Un quart d'heure après, le placenta fut expulsé spontanément; il pesait 510 gr. Le cordon ombilical avait 76 cent. de long et était inséré au centre de la face fœtale du placenta, la rupture des membranes avait eu lieu au point opposé de la coque fœtale.

Lorsque, trois heures après l'accouchement, on transporta la malade à la salle Sainte-Marguerite, son état général était excellent; elle n'avait que 88 pulsations et n'accusait qu'une douleur assez vive dans la région utérine, mais cette douleur s'accrut rapidement et bientôt des symptômes graves apparurent.

Le soir, à ma visite, je la trouvai avec un pouls à 116, la peau très-chaude, le ventre très-douloureux et ballonné. Il y avait eu un vomissement bilieux et les traits s'altéraient.

14 août, au matin. Pouls à 120, peau moite et chaude, pas de sommeil, ven-

tre extrêmement douloureux, surtout à gauche, et très-tympanisé. Miction difficile, respiration haletante, altération profonde des traits.

Prescription. 20 sangsues sur la région utérine; calomel 0 gr. 01 toutes les deux heures.

Les accidents marchèrent avec une rapidité foudroyante et la malheureuse femme mourut le même jour, à trois heures du soir, trente-six heures à peine après l'accouchement.

(Toute cette première partie de l'observation a été rédigée sur des notes que m'a fournies Mlle Pamard, aide de service.)

Autopsie, faite quarante heures après la mort. Le cadavre est dans un état de putréfaction très-avancé.

Péritonite généralisée très-évidente; le péritoine qui recouvre les anses intestinales est fortement injecté, et on trouve épanché dans le petit bassin un liquide sanieux rougeâtre, sur lequel nagent d'abondantes paillettes de cholestérine semblables à des gouttelettes d'huile. Un examen plus attentif fait reconnaître du sang altéré qui occupe les culs-de-sac péritonéaux. La quantité de sang épanché est considérable.

J'enlève avec soin l'utérus, ses annexes et la vessie. On constate alors sur la paroi latérale gauche du col, immédiatement au-dessous de l'orifice interne, une perforation circulaire, à bords déchirés et contus, intéressant toute l'épaisseur du tissu utérin et le péritoine lui-même. Cette perforation, véritable trou qui semble avoir été fait par un doigt poussé malencontreusement, est de la largeur d'une pièce de 50 centimes environ. Elle fait communiquer la cavité de l'utérus avec celle du péritoine et laisse passer l'extrémité du doigt.

A la partie antérieure du col de la matrice et un peu au-dessous de l'orifice interne, existe une seconde rupture, plus vaste, transversalement dirigée d'un côté à l'autre et longue d'environ 5 à 6 centimètres. Cette déchirure, assez grande pour permettre l'introduction de la main tout entière, s'ouvre dans une vaste cavité sous-péritonéale qui contient encore quelques caillots d'un sang noirâtre. Le foyer sanguin est situé directement en avant sur la ligne médiane, et il a repoussé à gauche la vessie, saine d'ailleurs. En bourrant cette cavité avec du papier, on reproduit assez exactement l'aspect de la tumeur remarquée pendant la vie au-dessus des pubis et prise pour la vessie. Le corps de l'utérus est parfaitement sain et bien rétracté. Le vagin ne présente aucune trace de déchirure. Les autres organes n'ont pas été examinés.

Obs. XXII (1) recueillie par nous, à la Maternité de Paris. — Le 11 novembre 1867, on amenait à l'infirmerie de la Maternité, salle Sainte-Marthe, n° 4, la femme Prudhomme, âgée de 40 ans, accouchée le jour même de son septième enfant. A la visite, nous trouvâmes la patiente qui, nous dit-on, avait eu, pendant le travail, de la fièvre et des douleurs abdominales, dans l'état suivant : le visage est anxieux, les traits sont crispés, les lèvres sont cyanosées, les extré-

(1) Déjà publiée dans les Arch. de méd., octobre 1868, p. 431.

mités refroidies, la peau chaude, le pouls petit, fréquent, dépressible, la respiration haletante; le ventre, très-ballonné, est extrêmement sensible dans toute son étendue. La malade se plaint de douleurs spontanées qu'elle compare à des coliques et qu'elle prétend semblables à celles qu'elle a ressenties après tous ses accouchements antérieurs. La pression provoque des douleurs très-vives, surtout dans la région iliaque gauche, et la palpation de l'abdomen est impossible. Il n'y a ni vomissements, ni diarrhée. L'agitation est extrême, mais l'intelligence est parfaitement conservée, et la malade répond, bien que d'une voix éteinte, à toutes nos questions.

M. Hervieux prescrivit 10 ventouses scarifiées sur le ventre et 5 centigrammes d'opium, mais les accidents marchent avec une rapidité extrême, et Mme Prudhomme mourut ce même jour, vers deux heures de l'après-midi.

Autopsie faite trente heures après la mort. Le ventre est extrêmement ballonné. Les intestins, très-distendus, sont fortement injectés; il n'y a pas de traces de fausses membranes, mais la cavité péritonéale contient une certaine quantité de sérosité sanguinolente.

Après avoir écarté le paquet intestinal, nous trouvâmes l'utérus fortement incliné à droite, et, sur son côté gauche, existait une tumeur volumineuse qui s'étendait jusque dans la fosse iliaque; quand j'appliquai la main sur elle, je fus frappé de la sensation qu'elle me donna; on eût dit d'une vessie pleine d'air, et en pressant sur elle je produisis manifestement de la crépitation gazeuse. Cette partie était remplie de caillots noirâtres, mais surtout d'air, et elle s'affaissa aussitôt qu'une incision eut donné issue au gaz. Par l'ouverture ainsi faite, j'introduisis deux doigts dans la cavité utérine. Un examen plus attentif me fit reconnaître que cette poche était formée par les deux feuillets du ligament large dédoublé. L'épanchement d'air était limité d'un côté par l'insertion du ligament aux parois du bassin, en avant il avait décollé le péritoine dans toute la moitié inférieure de la face antérieure de l'utérus et s'arrêtait sur la ligne médiane. J'enlevai alors les organes génitaux avec le plus grand soin. Le corps de la matrice est parfaitement sain et revenu sur lui-même comme au lendemain de l'accouchement. Son tissu est ferme et résistant; sa surface interne a l'aspect normal, mais sur le côté gauche du col, on trouve une déchirure verticale s'étendant de l'orifice interne de l'utérus à l'union du col avec le vagin et ayant de 4 à 6 centimètres de longueur. Cette rupture est située dans l'espace compris entre le dédoublement du ligament, et communique librement avec la poche signalée plus haut. Les bords de la plaie sont contus, dilacérés et irréguliers. Le col est sain dans tout le reste de son étendue, et son tissu a partout la consistance normale. Le vagin est intact. Les autres organes n'ont pas été examinés.

Voici maintenant les renseignements que M. Tarnier, qui a assisté à l'autopsie, a bien voulu me faire remettre par Mlle Pamard, aide sage-femme.

Prudhomme, veuve Humbert, vint à la Maternité le 9 novembre 1869. Elle avait le col de l'utérus encore long et ouvert, et au-dessus de lui on sentait une partie fœtale, volumineuse, mollasse en certains points, inégale et présentant un orifice dans lequel on faisait pénétrer le bout du doigt, c'était le siége. Les bruits du cœur fœtal étaient perçus au niveau de l'ombilic, à gauche. Une partie ronde, dure, mobile, ressemblant à la tête, occupait l'angle droit de l'utérus.

Le lendemain matin, vers neuf heures, des contractions utérines, douloureuses, se déclarèrent. M. Tarnier vit cette femme à dix heures, il trouva le col presque effacé et ouvert, les membranes entières et au-dessus d'elles le siége qu'il reconnut à une crête inégale et dure (crête sacrée). Le palper et l'auscultation donnèrent les mêmes renseignements que la veille.

M. Tarnier, après avoir fait mettre la femme à plat sur un lit, appliqua la main droite sur le fond de l'utérus, à droite, où était la tête, puis la main gauche vers la partie inféro-latérale droite de l'utérus, et il fit des pressions très-modérées pour ramener la tête en bas, tandis qu'il poussait l'extrémité pelvienne vers le côté gauche de la matrice; ces manœuvres très-faciles réussirent à placer le fœtus transversalement, puis il échappa aux mains qui maintenaient ses deux extrémités; alors M. Tarnier palpa de nouveau et sentit la tête à la partie inférieure.

Le toucher vaginal pratiqué ensuite par lui, puis par Mme Callé et Mlle Pamard, permit de sentir l'extrémité céphalique aux ouvertures du bassin. Les doigts qui pratiquèrent le toucher ne ramenèrent aucune goutte de sang, et la femme qu'on laissa marcher ensuite n'eut pas d'hémorrhagie pendant toute la durée du travail.

Vers les trois heures de l'après-midi, les contractions étant devenues plus fortes, Humbert monta à la salle d'accouchements, ayant 112 pulsations, la peau chaude et une soif ardente. Le col était dans le même état que le matin, mais ses parois étaient fermes; la tête était restée au détroit supérieur en position occipito-iliaque droite postérieure. Les bruits du cœur fœtal étaient normaux; mais, bien que les contractions utérines fussent fortes et rapprochées, le travail ne faisait aucun progrès. A sept heures et demie du soir, on rompit les membranes, il s'écoula peu de liquide amniotique; après la rupture des membranes, le col s'effaça et se dilata; il fut complétement dilaté à deux heures et quart du matin, et la tête le franchit aussitôt; elle mit une heure et demie à traverser le vagin et la vulve.

Le travail pendant lequel les contractions étaient restées régulières avait duré dix-sept heures.

L'enfant (fille), pesant 3,100 grammes, était mort.

La délivrance se fit sans complication; mais, dès ce moment, Humbert avait le pouls très-fréquent, la peau chaude, le ventre douloureux et les traits altérés.

Obs. XXIII. — Suchard (1). Covieille, femme Fabiani, 37 ans, quatrième accouchement; fut amenée sur un brancard, le 18 avril à cinq heures et demie du soir dans le service d'accouchements de M. de Saint-Germain, à l'hôpital Cochin.

Les premières douleurs dataient de la veille, à neuf heures du matin; à son

(1) Observation communiquée par mon excellent collègue et ami Suchard, et déjà publiée dans les Arch. gén. de méd., octobre 1868, p. 434.

arrivée dans la salle, la dilatation était complète, les membranes s'étaient rompues spontanément aujourd'hui même, à cinq heures du matin.

Un médecin, appelé à huit heures du matin, avait constaté une présentation de la face, et s'était hâté d'appliquer le forceps. Une première application sans succès fut suivie de deux autres, à quelques heures d'intervalle; ne parvenant pas à accoucher la femme, le médecin en question fit appeler M. de Saint-Germain.

Ce chirurgien trouva une femme baignant dans son sang, et constata une présentation de la face en position mento-iliaque gauche antérieure. La dilatation du col était considérable, mais pas complète; l'enfant mort, la tête immobile; pas de rétrécissement.

M. de Saint-Germain dirigea la femme vers l'hôpital Cochin, où elle arriva à cinq heures et demie du soir.

A sept heures, l'interne constata chez la femme des contractions plus fortes que celles qu'elle avait eues jusqu'alors; la tête parut cheminer quelque peu.

Au bout de quelque temps, l'on aperçut à la vulve, le nez, les joues, les lèvres. Le grand diamètre de la tête était alors presque tranversal; l'interne et la sage-femme de garde facilitèrent la rotation à l'aide d'un mouvement de bascule très-modéré opéré avec le doigt introduit dans la bouche de l'enfant.

A huit heures et demie, l'accouchement était terminé spontanément; l'enfant était fortement constitué; il pesait 3,000 grammes. La délivrance fut naturelle, sans hémorrhagie; la nuit ne fut pas mauvaise.

Le lendemain matin, frisson et fièvre, le ventre est très-douloureux; le pouls très-fréquent. Large vésicatoire sur l'abdomen; sulfate de quinine 2 grammes.

Le soir, le pouls filiforme; vomissements verdâtres; ventre douloureux; bref tous les symptômes d'une péritonite semblant devoir marcher avec une grande rapidité.

Le lendemain 20 avril au matin, mêmes symptômes, mais en outre les extrémités cyanosées et froides. — Sulfate de quinine, alcoolature d'aconit; thé au rhum. A onze heures du matin, la femme expirait.

On trouve à l'*autopsie* le péritoine complétement injecté et renfermant plusieurs litres d'un pus très-rougeâtre. Tous les organes sont sains, y compris les ovaires. Les ganglions pelviens sont hypertrophiés.

L'utérus, extrait de la cavité du petit bassin, nous montra deux perforations situées sur sa paroi postérieure, à peu près au niveau de l'union du corps et du col. Chacune de ces perforations est plus ou moins ovalaire et à environ 2 centimètres dans son grand diamètre, quelques millimètres seulement dans les autres sens. La perforation est complète, le péritoine fait manifestement défaut. On voit très-bien que la lésion s'est faite de l'intérieur vers l'extérieur.

La paroi vaginale est, en outre, contuse en plusieurs endroits; une de ces contusions se continue manifestement avec une contusion du bas-fond de la vessie.

Obs. XXIV (1). — S... (Louise), âgée de 30 ans, mère de cinq enfants, s'at-

(1) Observation prise dans le service de notre maître, M. Chauffard, et communiquée par notre excellent collègue, M. Desplats, interne du service.

tendait à accoucher du 10 au 15 janvier 1870. Un mois avant terme, l'enfant cessa de remuer, et elle fut un peu souffrante pendant tout ce dernier mois. Le 25 janvier, elle fut prise de douleurs vives, comme si elle allait accoucher; ces douleurs durèrent quelques heures, puis cessèrent brusquement pour être remplacées par des douleurs d'une tout autre nature, sourdes, continues et généralisées, au lieu d'être violentes et de revenir par tranchées. En même temps, elle perdit du sang. Elle vint à l'hôpital Necker le même jour vers midi, et fut placée dans le service de M. Laboulbène, qui ne voulant pas d'accouchement dans ses salles, ne l'examina pas. Le 31, on la fit descendre à la salle d'accouchements ; depuis son entrée, elle perdait constamment du sang, souffrait beaucoup du ventre, et ne prenait aucun aliment. A ma visite du soir, le facies était abdominal, le pouls très-petit et très-fréquent; le ventre, extrêmement douloureux, ne supportait pas la plus légère pression, surtout dans le flanc droit; l'hémorrhagie persistait.

Au toucher, le col était mou et encore un peu épais, et l'orifice, large comme une pièce de 5 francs. Je ne pus atteindre aucune partie fœtale, mais je sentis un corps mou s'étendant surtout vers le côté droit, et rappelant le placenta par sa consistance. Je songeai à une insertion vicieuse, bien que la malade assurât qu'elle n'avait perdu que depuis cinq jours. Au palper, je constatai dans le côté droit du ventre un corps globuleux et résistant; c'était la tête. A l'auscultation, j'entendis, du côté gauche et au niveau de l'ombilic, des battements qui, par leur rhythme, répondaient aux battements du cœur du fœtus. J'en conclus à une présentation en travers avec insertion vicieuse du placenta, l'enfant étant vivant. Cette opinion fut partagée par quatre de mes collègues. Après avoir attendu quelques heures durant lesquelles il ne survint aucune contraction, le col paraissant dilatable, on se décida à pratiquer la version.

Après avoir chloroformé la malade, j'introduisis la main droite, qui pénétra facilement à travers le col ; mais, lorsque j'eus un peu pénétré dans l'utérus, je trouvai devant ma main, dans tous les sens, ce corps que nous avions tous pris pour le placenta. Je crus alors que le placenta était inséré centre pour centre ; j'essayai, avec beaucoup de précautions, de me frayer un chemin vers la gauche, mais je rencontrai toujours le même corps mou et friable. Je me portai alors en arrière, où je trouvai le même obstacle. En me dirigeant en arrière et à droite, ma main entra librement. Pendant tout ce temps, l'utérus n'avait pas eu la plus légère contraction. Je sentis en avant la tête de l'enfant, mais je cherchai vainement le tronc. Sur le côté gauche, je trouvai un autre corps globuleux que je pris un instant pour une seconde tête. De plus, j'eus la sensation d'anses intestinales ; j'annonçai alors que l'utérus était rompu, et, ne pouvant trouver les pieds, je retirai ma main.

Un de mes collègues, M. Muron, fut plus heureux, il atteignit un pied qu'il attira au dehors, saisit le second, et fit avec assez de facilité l'extraction du tronc, le dégagement des bras, et, au bout de quelques instants, celui de la tête. Le placenta sortit brusquement avec l'enfant; il était mince, et n'avait pas entraîné avec lui les débris des membranes. Après la délivrance, nous constatâmes la présence d'anses intestinales. Il n'y eut pas d'hémorrhagie. Le fœtus, macéré, était mort depuis plusieurs jours.

La femme, revenue à elle, n'accusait aucune douleur dans l'abdomen. On lui donna une potion avec sirop diacode, 30 grammes; eau-de-vie, 80 grammes, et on badigeonna son ventre avec du collodion élastique. L'opération avait duré une demi-heure.

Nuit assez bonne, sommeil pendant quelques heures. Ventre ballonné, mais souple et indolent. Le lendemain survinrent des symptômes d'une péritonite peu intense. — 10 centigrammes de morphine en dix paquets, à prendre par jour.

Le 5 au soir, par le toucher vaginal, je trouve une tumeur ovoïde à la partie postérieure du vagin. Il est impossible d'atteindre l'utérus.

Les accidents s'amendèrent, et la malade allait assez bien, sauf une diarrhée persistante.

Le 15. Diarrhée très-intense. La religieuse dit que, depuis plusieurs jours et à plusieurs reprises, les selles sont complétement blanches, comme purulentes.

Le 17. On voit une selle qui est, en effet, blanche comme du lait, un peu sale et très-abondante ; le microscope rév le la présence du pus.

Le 18. Au toucher, la paroi postérieure du vagin est refoulée contre la paroi antérieure par une collection considérable, fluctuante, douloureuse, qui paraît remonter assez haut, l'utérus est toujours inaccessible.

Le 23. Mort par épuisement et fièvre hectique.

Autopsie (à laquelle j'ai pu assister, grâce à l'obligeance de M. Chauffard) trente-six heures après la mort.

Après l'incision de la paroi abdominale, on aperçoit sur le côté droit, remontant jusqu'à l'ombilic et occupant toute la fosse iliaque et le flanc droits, un vaste foyer dont les parois sont formées par la paroi abdominale et les anses intestinales agglutinées. A la partie inférieure, ce foyer s'étendait entre la paroi postérieure de la vessie et la face antérieure de l'utérus fortement dévié à gauche, et communiquait d'une part avec le rectum, et de l'autre avec le vagin, par une large ouverture ayant 6 à 7 centimètres de long.

Après avoir enlevé avec soin les parties génitales, nous pûmes nous assurer que cette vaste perforation s'était faite aux dépens de la lèvre antérieure du col. Le corps de l'utérus était revenu sur lui-même, tandis que le col, assez long, paraissait ne pas s'être reformé après l'accouchement. La lèvre postérieure se continuait sans ligne de démarcation bien nette avec la paroi vaginale ; sur les côtés, on trouvait un bourrelet saillant. Quant à la lèvre antérieure, sa longueur était presque nulle, interrompue qu'elle était par la déchirure dont nous avons parlé plus haut ; celle-ci était transversale, à quelques millimètres au-dessous de l'orifice interne, et un examen attentif nous a fait acquérir la certitude que c'était bien sur le col, au-dessus de l'insertion vaginale, qu'elle siégeait. La rupture s'était donc faite en ce point.

A. Parent, imprimeur de la Faculté de Médecine, rue Mr-le-Prince, 31.

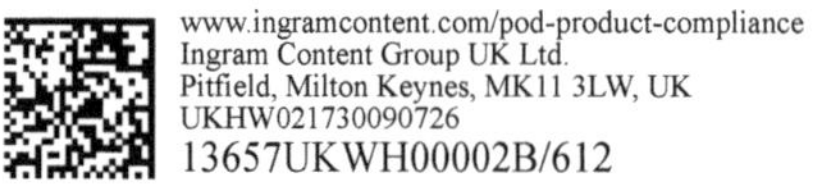